EL CUERPO
GRITA
LO QUE LAS
EMOCIONES
CALLAN

CAROLINA NOVOA ARIAS

EL CUERPO GRITA
LO QUE LAS
EMOCIONES
CALLAN

UNA GUÍA DE BIOSANACIÓN Y HÁBITOS SALUDABLES

Diana

Este libro se lo dedico a mi familia, a mis pacientes y seguidores que han confiado en mí, pero sobre todo a mi Ángel y mayor maestro, Edgardo, que me cuida hoy desde el cielo.

Índice

Prólogo

Por: Dr. Carlos Jaramillo[1]

¿Qué pasa cuando dejo de rebotar contra el mundo y me hago dueño de mí? ¿Qué tiene que suceder? ¿Qué necesito para que eso sea posible?

Son preguntas con muchas respuestas. Nadie tiene su camino definido, pero ante todo buscamos la felicidad en este paso por la tierra, a veces sin darnos cuenta de que lo que más deseamos es el amor.

El camino de cuidado y amor propio es algo que deberíamos construir desde niños. Cuidarnos debe ser parte integral del amor que nos enseñan. Nos parece importante saber cuál es el monte más alto de Europa, pero no siempre aprendemos a nadar, por ejemplo, y la diferencia crucial entre ambas enseñanzas es que una puede salvarnos la vida mientras que la otra no. En ocasiones me preguntan si concuerdo con que «somos lo

---

[1] Médico funcional y autor de los *bestsellers* internacionales *El milagro metabólico* (el libro más vendido en Colombia durante los últimos 3 años), *El milagro antiestrés* y *COMO*.

que comemos». La verdad es que con el tiempo creo que la frase completa debería ser: «Somos lo que comemos y pensamos».

Nutrir nuestro cuerpo y nuestra mente con nuestros pensamientos es una labor determinante y transformadora, es una forma de cuidado personal que trasciende e impacta positivamente la salud de las personas. La pandemia nos ha dejado mensajes importantes, pero también consecuencias que no queremos repetir, entre ellas la permanencia de la enfermedad cardiometabólica y también una creciente tendencia hacia las enfermedades mentales, tales como depresión y ansiedad.

Volvemos a lo mismo. ¿Qué tiene que suceder para que podamos ser dueños de nosotros mismos y de nuestras vidas? ¿Tenemos que enfermarnos? ¿Debe enfermarse un ser querido para que hagamos cambios? Quizás esas medidas de cuidado, como aprender a nadar, saber alimentarse y atender la mente deberían ser fundamentales desde la educación y la crianza de todos los niños en cualquier lugar del mundo, para que luego, cuando sean adultos, puedan tener unos hábitos claros y obvios en su vida.

Quienes estudiamos la ciencia solemos polarizar, pues juzgamos y señalamos con facilidad a los que no tienen nuestro mismo sistema de creencias y no manejan las mismas teorías que nosotros. Cada día nos volvemos más expertos a la hora de construir argumentos basados en evidencia —que justifica el razonamiento— y luego buscamos un comité de validadores que nos den la razón y así cerramos el círculo. Lo que propongamos desde ahí puede ser muy valioso y también cierto, pero el hecho de que sea verídico no lo convierte en verdad absoluta. Las verdades no cambian, las descripciones sobre algo que es cierto sí poseen esa flexibilidad. Lo que es cierto hoy no lo será necesariamente mañana. Lo cierto hoy no lo es en todos lados ni aplicado para todo el mundo. Ahí inicia un eslabón que siempre quedará suelto y que se basa en entender que, dentro de todo argumento, dentro de toda evidencia, al final como científicos no tratamos estudios, sino seres humanos. Tratamos personas que se encuentran en un camino de vida, y que están abandonados por un sistema que poco estimula que aprendan sobre su propia salud. Un sistema en el cual no les enseñamos a las personas a hacerse dueñas de sí mismas.

Entonces, ¿qué tiene que pasar para que yo me haga dueño de mí? Es solo tomar la decisión de hacerlo, la determinación de caminar hacia adelante y aprender sin pausa, de atreverse a dudar, sentir, oler, intentar y probar, y luego volver a dudar, porque solo así podré validar lo que estoy aprendiendo. Solo cuando soy capaz de renunciar a mis creencias, a mis conceptos, a lo que creo saber, cuando me encuentro en disposición de ser aprendiz y estudiante, solo así puedo progresar. Solo así deja de haber ego académico y personal, el cual es reemplazado por humildad creadora y transformadora que permite entender a cada ser humano en su esencia y en su proceso de crecimiento, y que habla de la historia natural de su vida. Todo esto debe ser aplicado de manera íntegra. Creo que por más especialistas que seamos en el campo del estudio de la ciencia que abordemos, o del arte, o de lo que sea, entre más disposición tengamos de integrar desde la razón, la conciencia, el pensamiento transversal sin estructura y disruptivo, pero siempre de manera humilde, así podremos avanzar hacia otras fronteras del conocimiento. Eso es precisamente lo que nos plantea Carolina en su libro. Despertar a la conciencia es un regalo infinito y en palabras del psicoanalista Carl Jung: «Quien mira hacia adentro, despierta».

CARLOS JARAMILLO
ABRIL DE 2022

Introducción

Tú debes pensar que para una periodista como yo sentarse a escribir un libro es una labor bastante sencilla, casi obvia. Sin embargo, mis 34 años de vida —que quizás te parezcan poco tiempo—, han estado repletos de experiencias definitivas que me llevaron a cambiar mi trayectoria profesional y a pasar de ser periodista de tiempo completo a convertirme en *health coach*, nutricionista y biosanadora de emociones. Por eso quiero comenzar este libro con mi historia personal. No solo quiero que me conozcas, sino que entiendas que todo lo que sucede desde que estamos en el vientre materno, el hogar en el crecemos y quienes nos rodean en las diferentes etapas de la vida son factores determinantes en nuestra vida y en lo que sucede en ella. En lo que llamaríamos nuestra historia, la de cada uno de nosotros.

Bueno, entonces, comencemos. Si no me conoces, me presento. Me llamo Carolina Novoa, nací en Washington D. C., Estados Unidos, y crecí en Colombia, país en donde viví hasta los 24 años, cuando decidí mudarme a Miami, que es la ciudad en la que vivo actualmente. Crecí en una familia de militares. Mi abuelo, mis tíos y mi papá, todos portaron el uniforme con orgullo. Mi mamá, aunque odontóloga de profesión, contó con la fortuna de poder dedicarse a la crianza y educación mía y de mi hermana, Andrea. Esto se dio porque el oficio militar lo obligó a vivir en muchos momentos en batallones de orden público, lejos de Bogotá, en donde permanecíamos las tres y en donde mi hermana y yo íbamos a la escuela. Esta parte de mi historia es importante, más adelante en el libro lo entenderán, pues en la vida de cualquier persona crecer alejada de alguno de nuestros padres y bajo un estricto esquema educativo resulta determinante en quiénes seamos más adelante, en qué nos afectará, en los recuerdos, tristezas y traumas que carguemos. Las dos niñas Novoa estudiamos, además, en escuela para mujeres.

Desde que tengo uso de razón supe que iba a ser presentadora de noticias. Desde que estaba en el jardín de niños me encargaba de presentar cualquier actividad que se hiciera y siempre andaba con un micrófono en la mano. Esto iba unido a querer desempeñar siempre, desde muy pequeña, el papel de líder. En la escuela fui presidenta del consejo estudiantil, tanto en primaria como en preparatoria, y participé en eventos de Naciones Unidas siempre al frente, siempre al mando.

Se puede decir que la pasión por el periodismo me corría por las venas y tuve la buena fortuna de poder comenzar mi carrera profesional incluso antes de graduarme de la escuela. Con solo 17 años entré a trabajar en el canal RCN —uno de los dos canales privados de Colombia—, en donde aprendí lo que sería mi oficio durante los siguientes 15 años de mi vida: buscar historias, tener contacto humano con las víctimas y con aquellos que llamamos «victimarios», preparar los reportajes y crónicas, y luego sentarme frente a una cámara a transmitir, a partir de lo que había investigado y visto. Si les soy sincera, yo estaba convencida que esa sería mi labor por el resto de mis días. No me concebía en

ningún otro oficio. Así como los médicos nacen con una voca-
ción de servicio hacia los demás, yo me sentía responsable de
informar a mi comunidad las noticias. Sin embargo, la vida iría
encaminándome hacia algo completamente diferente. Lo que sí
era claro en ese nuevo camino es que mi experiencia periodística
y, sobre todo, mis aprendizajes en cuanto al contacto humano
que requiere esa labor serían esenciales.

Me gradué de la universidad y terminé un máster en Relaciones Internacionales y entonces decidí regresar a mi país natal,
Estados Unidos, en donde yo sentía que necesitaba continuar
creciendo en mi labor como periodista. A los 24 años llegué a
Miami sin trabajo, pero con mucha ilusión por entrar a trabajar
a un canal de televisión. Empezó la búsqueda, mandé varios cu-
rriculum vitae y logré conseguir puesto como locutora en Caracol
Radio. Pocas semanas después me ofrecieron ser reportera y presentadora del noticiero de la madrugada del canal Telemundo51.

Mi rutina durante muchos años fue levantarme a las 2 de la
madrugada para llegar al canal a las 3:00 a.m. y luego presentar
el noticiero de 5 a 7 de la mañana. Durante ese tiempo fui muy
feliz. Me especialicé como periodista judicial, de crimen y narcotráfico, y me sentí realizada durante años destapando ollas po-
dridas y ayudando a hacer justicia. Madrugaba para presentar
el noticiero y luego era dichosa haciendo reportajes en las cortes
judiciales, a la caza de exclusivas y ayudando a delatar crímenes.
Soy una mujer muy afortunada, pues pude ejercer mi pasión desde muy joven. Mis esfuerzos además se vieron recompensados
con premios tan importantes como el Emmy Award, que es el
máximo galardón que pueden recibir los periodistas televisivos
por su labor en Estados Unidos.

Hasta ahora todo suena idílico. Lo sé. Y en verdad, yo era
muy feliz con mi trabajo y mi proyecto de vida. Mi compromiso

con las noticias era total. Nunca dejaba que me incapacitaran, siempre quería estar lista para informar, hasta que mi salud comenzó a deteriorarse. Empecé a tener unos dolores de cabeza muy fuertes y unos mareos inexplicables. Aunque pedí cita con muchos especialistas, nadie lograba entender realmente qué me pasaba y por qué nada era una solución efectiva. Yo tampoco ponía freno a mi carga laboral. Decidí entonces estudiar nutrición holística, porque quería entender en qué estaba fallando mi dieta, qué estaba haciendo mal, de dónde venían los mareos, los dolores y la fatiga permanente. El tema era tan severo, que incluso viajé a Colombia para ser atendida por mi gran amigo y médico funcional, el doctor Carlos Jaramillo. Él fue quien logró explicar lo que me pasaba. El horario de trabajo y las madrugadas extremas iban en contra del biorritmo de mi cuerpo. Eso, sumado a una dieta pésima —que en mi cabeza equivalía a «comer bien»—, estaban afectando mi salud. Resultó que tenía una resistencia a la insulina, condición que si no se trata a tiempo con una buena dieta puede desencadenar en una diabetes. Yo no podía creer que eso me estuviera pasando a mí, que llevaba años comiendo solo proteína y vegetales y una alimentación restrictiva para «estar bien». Pero fue también ahí que comenzó mi despertar.

Como periodista intensa que soy y con los conocimientos en nutrición que tenía, decidí apropiarme de mi caso e investigar qué era lo que sucedía conmigo. Abrir los ojos a las necesidades de mi cuerpo fue maravilloso y me llevó a estudiar para ser *Health Coach* y apoyar a otras personas que, como yo, necesitaban ayuda. Comencé a documentar mi proceso en redes sociales y así nació @novoanutricion, una cuenta en Instagram en donde me dedico a compartir mi testimonio a diario, el conocimiento que he adquirido con los años y los casos de mis pacientes, para que todos veamos que sí existe una luz al final del túnel y que siempre podemos sanar las enfermedades, si así lo deseamos y decidimos.

Pero ahí no se queda mi historia, ni mi experiencia. Este libro no busca develar mi vida personal, esa no es la finalidad de este texto, pero sí quiero que mi vivencia te ayude a entender que todo lo que sucede en nuestras vidas tiene una razón de ser. Después de entender mis quebrantos físicos y de decidir apoderarme de mi proceso y de mi salud, renuncié a Telemundo en junio del 2019 y me mudé a Nueva York, pues allá vivían mi esposo y el maestro más grande que he tenido en temas de salud. El plan que me había trazado era seguir haciendo crecer mi comunidad en Instagram, presentar eventos comunitarios, viajar lo más seguido posible a Colombia para pasar tiempo con mi familia, y vivir feliz y tranquila. Sin embargo, al mes de mudarme y solo 14 días después de habernos casado, mi esposo fue diagnosticado con cáncer de cerebro en fase terminal. La vida me cambió de un momento a otro y tomó un rumbo que yo bajo ninguna circunstancia habría podido imaginar.

Edgardo era mexicano y 18 años mayor que yo, aunque la edad es solo un número, porque tenía espíritu de quinceañero y en muchos aspectos parecía más joven que yo. Era el hombre más alegre que haya conocido. Siempre estaba feliz. También era presentador de noticias y gozaba mucho con su trabajo. Además, era deportista de alto rendimiento y golfista —fue gracias a eso que detectamos su enfermedad, pero sobre eso te hablaré más adelante—.

Entonces, imagina mis circunstancias. Era una periodista joven, pero con más de 16 años de experiencia, que acababa de renunciar a un trabajo bueno y estable en la televisión y de llegar a una nueva e inmensa ciudad, recién casada con un hombre mayor, a vivir el sueño de «y vivieron felices para siempre».

Me encontré frente a una ciudad fría, ajena, y con la noticia de que a mi esposo le quedaban solo entre 11 y 15 meses de vida. Quedé en *shock*. Quienes me conocen dicen que tengo un alma de algodón cubierta de hierro, pero la realidad es que cualquiera que se deba enfrentar a una situación como la mía quedaría estupefacto. Pero no creas, soy resiliente. Hoy, ya mirando en retrospectiva, bendigo que Dios me haya preparado desde niña para saber lo que era vivir lejos de mi papá —el amor de mi vida—, ver la guerra cara a cara desde un batallón en plena selva colombiana, lidiar con criminales mientras cubría noticias en las cortes, hacer reportería de investigación sobre crímenes y asesinatos durante más de 15 años, transmitir en vivo tragedias naturales como huracanes y terremotos, y acompañar a los familiares de las victimas mientras sufrían y lloraban por sus seres queridos. Siempre estuve en esos momentos como espectadora, en primera fila, pero ajena. Entonces jamás me imaginé poder vivir en carne propia un hecho tan devastador, del nivel de lo que veía al cubrir noticias o con algunos de los pacientes que me consultaban. Pero estoy convencida de que nada es coincidencia. Así haya sido de una manera tan brutal, mi alma estaba buscando conocer la enfermedad cara a cara para prepararse para un nuevo capítulo, para desempeñar una labor valiosa y fundamental, que muchas personas no valoran, y es la de ser cuidadora de un paciente.

Con la enfermedad de Edgardo decidí suspender cualquier tipo de proyecto profesional y volcarme completamente a cuidarlo y darle todo el amor que pude durante sus siguientes, y últimos, 16 meses de vida. Comencé a leer más que nunca. Sin exagerar leí al menos unos 50 libros sobre curas para el cáncer, dietas para el cáncer, ayunos para el cáncer y cualquier otra temática relacionada con esa enfermedad. Llamé a mi amigo y médico el doctor Carlos Jaramillo para pedirle ayuda en esta etapa nueva y difícil. Te confieso que me permitió entender muchísimo acerca de la enfermedad, no solo a nivel médico, sino en mi papel de cuidadora y esposa. A pesar del pronóstico que nos habían dado los médicos, y de mis conocimientos, Edgardo no quería hacerme caso con los cambios de dieta que le proponía que hiciera. Muy frustrada llamé al doctor Jaramillo y le pregunté: «Carlos, ¿tú crees que él puede salvarse?». Y Carlos, con su sabiduría de pocas palabras me respondió: «Carola, claro que puede salvarse, si es lo que él quiere. No te frustres. Tú eres su compañera en esta enfermedad, no su mamá. Acompáñalo en el proceso». Sus palabras me ayudaron a superar el llanto para pasar a la acción. Me dije: «No me voy a enfermar con esto. Me voy a centrar en ayudar a Edgardo desde mi conocimiento y a aprender sobre esta enfermedad para poder ayudar a otros. Hay una razón por la cual este cáncer llegó en este momento, cuando decidí cambiar de vida, y también hay una razón para que esté atacando su cerebro». Minutos más tarde me inscribí a la Formación de Biosanación Emocional de la Escuela Biose de Biosanación Emocional de Colombia, y también tuve el firme propósito de fortalecer mis estudios en diferentes técnicas de terapia espiritual para encontrar respuestas. Así como había pasado de ser periodista para centrarme en la nutrición y el *health coaching*, ahora entraba en un nuevo saber maravilloso: el mundo de las emociones.

En mi corazón sabía que algo no estaba bien en la cabeza de Edgardo. Y con eso no me refiero a los tres tumores que le extirparon ni al cáncer que aún crecía allí. Necesitaba ir más al fondo para entender la enfermedad que se estaba llevando a mi marido. Además, coincidentemente, varios médicos me comenzaron a remitir pacientes que no lograban bajar de peso con ninguna dieta, sin importar lo rigurosa que fuera. Yo quería entender qué pasaba en esos casos. Como *health coach* podía apoyar a todas esas personas a mejorar y mantener sus hábitos, pero me estaba quedando corta de herramientas para ayudarlos de manera más eficaz a completar sus procesos de sanación. La biosanación emocional y la terapia espiritual se presentaron en mi vida como insumos para poder lograr ese fin, y hoy puedo decirles que son lo que más me apasiona en el mundo.

Para que comprendas un poco mejor de lo que hablo, es importante compartirte que la biosanación emocional es una herramienta maravillosa que nos ayuda a entender que los síntomas que aparecen en nuestro cuerpo vienen a mostrarnos que existe un conflicto emocional no resuelto de nuestra infancia o de nuestra familia, que no ha sido superado y nos está afectando. A través de esta terapia, se busca encontrar el significado emocional de las enfermedades para ir al origen del problema y poder trabajarlo desde su raíz.

Cuando hablo de terapia espiritual hago alusión a varias técnicas que a lo largo de estos años pude aprender, como son la sanación con la ayuda de los ángeles, la terapia de respuesta espiritual (TRE) —una técnica que nos permite investigar los archivos del alma, donde se limpian de nuestro archivo subconsciente bloqueos y programaciones negativas que nos impiden evolucionar—, y la *thetahealing*, una técnica de meditación que nos enseña a utilizar nuestra intuición para ir a la raíz del problema, identificarlo, trabajarlo mediante la meditación y crear bienestar físico y emocional.

Hoy en día estoy completamente dedicada a trabajar con personas que, a pesar de haber acudido a excelentes médicos y especialistas, aún no logran encontrar respuesta a la razón de ser de sus enfermedades para poder hacerse dueños de su salud. Este libro busca eso: ser una herramienta para ayudarte en tus procesos, siempre de la mano de la comunidad médica, de los psicólogos, nutricionistas, terapeutas y demás especialistas, pues son los maestros con quienes yo trabajo a diario y a quienes respeto profundamente, para poder desde mi espacio y conocimiento apoyar el proceso de los pacientes que llegan a mi consulta. Mi invitación con este libro es a que nos demos la mano y apoyemos, entre todos, a los pacientes que nos necesitan. También a que tú trabajes con los especialistas, con los médicos, pero que te permitas escuchar lo que te están queriendo decir tus emociones. Recuerda que la enfermedad no llega a nosotros por coincidencia, pero que tampoco estamos destinados a vivir enfermos.

Es hora de dejar de normalizar el dolor de cabeza, el estreñimiento, el mareo, el vértigo, el dolor, como cosas que pasan. A veces no basta con cambiar la dieta y aprender a manejar el estrés, por más fundamentales que sean ambas cosas. Si después de hacer estos cambios sigues sintiendo que algo no está bien contigo, que aún no te sientes sano, date la oportunidad de escuchar a tu corazón, tu intuición y tus emociones. Es muy importante que todo el tiempo te hagas estas preguntas: ¿En qué lugar está mi vida personal? ¿Cómo me estoy sintiendo? ¿Soy feliz con mi trabajo y con mi pareja? ¿Cómo me siento en mi interior? ¿Qué está buscando sanar mi alma a través de esta enfermedad?

En los siguientes capítulos haremos un recorrido por las experiencias de algunos de mis pacientes que se dieron la oportunidad de sanar. Son historias de personas que confiaron en ellas mismas y a partir de un acompañamiento médico y nutricional, un cambio de hábitos y un proceso de terapia espiritual y emocional han logrado salir adelante en procesos exitosos. Para proteger sus identidades, todos los nombres han sido cambiados, pero sí es importante que, a partir de sus experiencias, tú puedas ser testigo de cómo un cáncer, un dolor de espalda, un problema de tiroides, un desbalance hormonal, un problema digestivo, es una petición de nuestro cuerpo y de nuestra alma para que procesemos emociones que no han sanado. Las enfermedades son gritos de auxilio.

Quiero darte las gracias por leer este libro. También quiero agradecer a cada uno de los especialistas de la salud que con tanto amor han confiado en mi trabajo durante estos años. Junto a ellos sigo trabajando hasta el día de hoy para que llegue el momento en que ya no nos necesites. Gracias a cada uno de los médicos, psicólogos y nutricionistas que se han abierto a un conocimiento diferente de la enfermedad. La idea detrás de estas páginas es que te conviertas en maestro(a) de su propia sanación.

NOTA

La información presentada en este libro es de carácter divulgativo y no debe ser tomada como un diagnóstico médico ni psicológico. Ni la autora del libro ni la editorial se hacen responsables de los perjuicios ocasionados por la omisión a esta advertencia.

Cuando la enfermedad toca la puerta

No soy médica ni tampoco psicóloga, pero creo que, desde mi trinchera de comunicadora, nutricionista holística y *health coach*, la vida me ha encaminado hacia la labor social de acompañar y asistir a muchas personas en sus procesos. A diario me llena de felicidad y satisfacción ver la sonrisa de quienes atienden mi consulta, o me siguen por Instagram, cuando me dicen: «Carolina, hoy ya entiendo por qué me duele el estómago». Para quienes nos dedicamos a acompañar a las personas en sus procesos de sanación, no hay nada más gratificante que saber que el paciente ha entrado en un despertar de conciencia que lo dirigirá a su camino de recuperación.

Los responsables de lograr milagros de sanación somos nosotros mismos, como pacientes. Esto puede sonar atrevido y quiero que entiendas que bajo ninguna circunstancia estoy diciendo que esto puedes lograrlo solo. La supervisión de médicos y especialistas es primordial en el proceso, pero, como he hablado con todos los doctores y profesionales de la salud que conozco, puede que demos lo mejor de nosotros en cada consulta, terapia o tratamiento, pero sabemos que el éxito del proceso depende del paciente. Somos un instrumento al servicio del paciente, pero no somos responsables de su sanación individual. Cuando se unen el conocimiento y la intención, se pueden lograr muchísimas cosas.

Quiero entrar en materia para que entiendas un poco mejor a qué me refiero cuando digo que cada uno de nosotros es nuestro propio sanador. Haz memoria y recuerda el momento en que te diagnosticaron alguna enfermedad. Probablemente lo primero que pensaste fue: «Dios mío, ¿ahora qué medicamento debo tomar? ¿Qué tratamiento debo hacerme?». En casos más delicados lo primero que piensa el paciente es: «¿Cuánto me queda de vida? ¿El seguro me cubrirá el tratamiento? ¿Qué va a pasar con mi familia y con mis hijos? ¿Qué voy a hacer si ya no puedo trabajar?». Ante tantas preguntas fundamentales solemos dejar en último lugar una de las más importantes: ¿Qué me está tratando de decir esta enfermedad? ¿Qué es lo que debo aprender?

Y bueno, es probable que si lograste llegar hasta acá, hayas soltado una carcajada y pienses: «¡Esta tal Carolina está loca! ¡Esto es absurdo!». Pero no, aquí es donde está la clave, en estas preguntas. ¿Para qué llegó esta enfermedad a mi vida? ¿Qué necesito aprender? ¿Cómo debo sanarme?

La aceptación

Estar frente a un diagnóstico no es fácil, sin importar que el pronóstico sea grave o acerca de una condición sencilla. Vivo en Estados Unidos hace 10 años y siempre me he preguntado por qué será que el sistema busca encasillarnos en un síndrome, deficiencia o enfermedad, y lo digo porque a diario me encuentro con personas a las que les diagnostican una enfermedad según sus síntomas, pero que al final del día realmente tienen un dolor del alma, una tristeza profunda y una alteración de su sistema nervioso.

Toda mi vida he sido una persona hiperactiva. De niña era tan acelerada que en mi familia me llaman «Carroloco», entonces te podrás imaginar que no me quedo quieta nunca. He sido incansable a lo largo de mi vida. Siempre hago mil cosas al mismo tiempo, lo que hoy se conoce como *multitasking*. Pero, hace unos años, cuando fui al médico en Estados Unidos, me diagnosticaron de inmediato con un trastorno de déficit de atención de hiperactividad (ADHD, por sus siglas en inglés) y con trastorno obsesivo-compulsivo (OCD, por sus siglas en inglés). Este último es un trastorno de ansiedad en el que las personas tienden a ser más psicorrígidas y a tener una preocupación irracional por querer controlar todas las situaciones en su vida, aunque también puede venir acompañado de pensamientos y acciones repetitivas que se convierten en compulsiones, porque la persona siente que tiene que llevarlas a cabo, so pena de sufrir consecuencias terribles de no hacerlo. Acto seguido, después del diagnóstico vino la prescripción de *Adderall* (un medicamento que combina anfetamina y dextroanfetamina), que busca aumentar la capacidad de atención y la concentración. Fue un diagnóstico que me sorprendió. Me parecía increíble que ser hábil, acelerada y psicorrígida, cosas que siempre había visto como dones, se tradujeran en dos trastornos que me llevarían a permanecer medicada de por vida.

Por fortuna y gracias a mi trabajo como periodista sabía también que existen en ese país miles de adictos a ese medicamento, que en la actualidad se ha convertido en un problema de salud pública, pues se consigue incluso en el mercado negro, en donde es una droga que buscan muchos jóvenes, banqueros, empresarios e incluso amas de casa para lograr concentrarse y llevar a cabo sus labores de manera rápida y efectiva. Y lo que parece una solución idónea a sus «problemas de productividad» se convierte en una tremenda adicción. Es más, te invito a que veas el documental *Take Your Pills*, que está en Netflix, que muestra cómo se les diagnostica esta anfetamina a niños y niñas desde los 5 años, y cómo eso altera sus vidas personales y académicas de ahí en adelante. La adicción a esta medicina es tan rampante que el Addiction Center de Estados Unidos explica en su página web que, «con el tiempo, quienes consumen Adderall habitualmente desarrollan tolerancia al fármaco y no pueden funcionar normalmente sin él». No lo estoy diciendo porque yo me centre en la sanación holística y quiera que tú te deshagas de todos sus medicamentos, por supuesto que no. Lo destaco porque es información que existe y demuestra que sus consecuencias a largo plazo pueden ser nefastas, y que no es un medicamento que se deba recetar a la ligera. Lo viví en carne propia con ese médico que me diagnosticó. En ningún momento me preguntó a qué me dedicaba ni de dónde venía mi hiperactividad. En ningún momento me preguntó cómo me sentía. Lo único que hizo fue diagnosticarme y prescribirme a partir de tres preguntas que llené en un cuestionario escrito, y decirme: «Carolina, usted tiene que medicarse o va a terminar mal». ¿Qué habría pasado si yo no investigara, si no tuviera conocimiento de nutrición, emociones y espiritualidad? Estaría escribiendo este libro bajo el efecto de un medicamento para lograr concentración, o quizás no estaría escribiendo este libro...

Este es un simple ejemplo de lo que sucede en muchos casos en nuestra sociedad y que me despierta una reflexión que he venido masticando durante varios años. Pareciera que para el sistema de salud lo más sencillo fuera medicarnos y ya, pero estoy convencida de que las cosas serían muy distintas si en lugar de buscar una solución a base de pastillas fuéramos a la raíz del malestar y evaluáramos qué nos quiere decir y cuál es su origen real. ¿Estoy comiendo bien?, por ejemplo. ¿Cómo llevo las relaciones conmigo mismo y con los demás? ¿Qué miedos me rondan desde la infancia? Creo que por esta razón ha cobrado tanta relevancia la medicina funcional, porque muchos estamos cansados de tomar medicamentos sin entender realmente por qué lo hacemos, por qué seguimos sin sentir un bienestar óptimo. Queremos empoderarnos de nuestro diagnóstico y entender cómo funciona nuestro organismo y cómo podemos estar sanos y sentirnos bien —con un acompañamiento médico y psicológico, claro está—.

Volviendo a mi caso particular, te confieso que quedé tan traumada con ese diagnóstico, que llamé al médico bioenergético que me había tratado desde niña en Colombia, el doctor Pedro Ochoa, y le conté lo que pasó en esa consulta médica. Él me contestó, con palabras muy sabias: «Carito, lo que tú tienes es unas ganas de comerte el mundo, y una personalidad acelerada y estresada. Debes respirar profundo, meditar y tranquilizarte. No necesitas ese medicamento, necesitas tranquilizar tu cabeza».

Después de hablar con el doctor Ochoa me sentí tranquila de nuevo. Pero no dejaba de sorprenderme que me hubieran encasillado dentro de unos trastornos y diagnosticado unas medicinas de manejo tan delicado después de una consulta de solo 15 minutos. Lo más absurdo es que el médico, supuestamente, quería ayudarme a que me concentrara mejor, cuando yo nunca me había sentido desconcentrada ni había sufrido con ese tema.

Lo mismo me sucedió cuando a mi esposo le diagnosticaron el glioblastoma etapa IV, es decir, cáncer terminal de cerebro. Recuerdo que apenas me dieron el diagnóstico, lo primero que hicieron los neurólogos fue decirme que me sugerían buscar apoyo con el equipo de psiquiatras, y que también acudiera semanalmente al grupo de apoyo de esposas de enfermos de glioblastoma. Yo pensé: «No puede ser que exista un grupo para parejas de enfermos de glioblastoma. ¿Qué puedo hablar con ellos? ¿Sentarme a escuchar que todos van contando cómo transcurre la enfermedad y centrarnos en el diagnóstico? ¿Será necesario que me siente diariamente a escuchar cómo va apagándose la velita de cada uno de estos cuerpos hasta el momento final?». Aún hoy, cuando lo pienso se me paran los pelos. Yo lo que creía en ese momento es que si estas personas supieran que mientras uno guarde energía en contra de algo, más va a tener que lidiar con ese algo. ¿A qué me refiero con eso? Por ejemplo, en el caso del cáncer, si «luchamos» contra el cáncer, tendremos que lidiar más con ese cáncer. En lugar de verlo como una lucha, lo que debemos hacer es abordarlo, abrazarlo y centrarnos para entender PARA QUÉ llegó a mi vida. Si me sentaba a llorar y a comparar mi caso con el de otros pacientes, le iba a hacer un mayor daño a mi cabeza, pues me iba a obsesionar y predisponer con lo que le estaba sucediendo a mi esposo y el desenlace que próximamente vendría.

Hay montones de casos como el mío y con todo tipo de diagnósticos. Si bien, como ya he dicho, respeto inmensamente a los médicos y sé que todos siempre dan lo mejor de sí, la realidad es que la mayoría de los pacientes no sabemos digerir los diagnósticos ni pronósticos de vida que nos dan. Somos humanos. Nadie quiere escuchar que está al borde de la muerte o que una diabetes lo puede matar o que unos ovarios poliquísticos la pueden dejar estéril. Es apenas lógico que no sepamos asimilar noticias tan impactantes. Lo viví en carne propia. De un momento a otro me dijeron que mi marido moriría en 11 meses, si bien nos iba. Y estoy segura de que tú también en algún momento has recibido la noticia de que un familiar tiene cáncer; o incluso has sido diagnosticado con hipotiroidismo o diabetes, o cualquier condición que implica la toma de una medicina o un tratamiento que será de por vida. Esto, unido a una sociedad que quiere y busca soluciones inmediatas, lleva a que no entendamos que el medicamento nos puede ayudar a lidiar con los síntomas, pero no a sanar una enfermedad de raíz. Y el resultado obvio es que, si dejamos de tomar el fármaco o renunciamos al tratamiento, la dolencia reaparezca.

Seguro te ha pasado que tienes dolor de cabeza y buscas una pastilla para lidiar con él. A las seis horas el malestar regresa, entonces buscas otra pastilla y así sucesivamente, hasta entrar en un círculo vicioso que no te va a permitir sanar de raíz lo que te está generando el dolor. Y ojo, no es tu culpa. Lo que pasa es que crecimos en una sociedad que está convencida de que las medicinas nos tienen que salvar, nos tienen que curar, nos tienen que quitar cualquier dolor, nos tienen que ayudar a no sentir, a no llorar, para que todo fluya como debe ser y no indaguemos. Entonces medicamos cada molestia, cada síntoma, hasta que cuando menos pensamos encontramos una alacena llena de medicamentos, más dotada que un supermercado, y con pastillas hasta para que nos crezcan las uñas.

Quiero subrayar que no estoy diciéndote que dejes de tomarte tus medicamentos; es más, vuelvo a reiterar que cualquier condición médica requiere de un acompañamiento profesional idóneo que incluya, de ser necesario, fármacos y tratamientos. Esto no es una invitación a que agarres cuanto frasco de pastillas tienes en tu casa y lo tires por el inodoro. Para nada. Esto es un llamado a la conciencia, a que no solo busques una solución inmediata a tu condición, sino que te tomes la tarea de indagar cuál es el origen emocional y físico de cualquier dolor, de cualquier malestar que te aqueje, y que te permitas vivir tu vida plenamente.

Entiendo que un diagnóstico médico nos lleve a la pregunta inmediata acerca de la medicina para tratarlo, pero quiero invitarte a que la próxima vez que te encuentres ante esa circunstancia te tomes un momento para respirar y te cuestiones acerca de qué puede estar pasando dentro te ti: a dónde te están llevando el estrés y los malos hábitos, qué está pasando dentro de tu familia, tu entorno privado y laboral, cuál es tu posición ante la vida.

Y después de hacer ese análisis viene lo más complicado, pero también lo más importante en cualquier proceso de sanación: la aceptación. Sin embargo, aceptar no es solo decirles a los demás: «Sí, yo sé que tengo cáncer». Es parar, pensar y procesar que tengo una enfermedad, una condición o un síndrome en el que debo trabajar.

Esto puede sonar lindo y sencillo, pero no lo es. ¿Por qué? Porque nuestra primera reacción a este tipo de noticias es siempre entrar en negación. Y con eso no me refiero a negar la enfermedad, sino al instinto de resistirnos a creer que esta enfermedad no es una conclusión sino una oportunidad. No es que la reacción sea decir: «Yo no estoy enfermo», sino pensar que es imposible que esto le esté pasando a uno. A resistirnos a creer que un diagnóstico es un grito de alerta que busca que sanemos en muchos más aspectos que solo la enfermedad misma. Con seguridad debes estar pensando: «No, esta mujer enloqueció. ¿Cómo que un cáncer es una oportunidad? Si me dijeron que si no hago quimioterapia me voy a morir». Pero puedo decirte con toda certeza que no te vas a morir si no te quieres morir. Tienes dos opciones. Puedes centrarte en la enfermedad, en tu nueva condición y lo desvalido(a) que te sientes ante el diagnóstico y el malestar, o puedes tomar las riendas del diagnóstico y comprometerte con tu camino de sanación de la mano de tus médicos, pero también con la compañía de un experto en alimentación y un terapeuta de emociones. Y también te puedo decir que he visto muchísimos casos en los que los diagnósticos médicos han sido revertidos gracias a la disciplina y la entrega del paciente a su proceso de sanación integral.

Dime qué te duele y te diré qué sientes

Llevas meses sin tener vacaciones y te duele la cabeza, la espalda, el estómago y las articulaciones. Lo primero que haces cada vez que aparece una molestia es tomarte algún analgésico de esos que cargas en la bolsa o guardas en el buró y el cajón del escritorio en la oficina. Necesitas sentirte mejor para poder trabajar y ser productivo(a), porque si no, ¿quién paga la hipoteca de la casa y la escuela de los niños? Cargas esas pastillas, que compras en cualquier farmacia o supermercado, siempre contigo, incluso cuando por fin te tomas las vacaciones que has deseado durante tanto tiempo. Lo curioso es que durante tu temporada de descanso no te hace falta tomar ninguna, porque los dolores cesan como por arte de magia. Apenas acaba el paréntesis del paseo, vuelven los malestares. Pero aun así, pocos se toman el tiempo para indagar por lo que realmente les está doliendo y de dónde viene ese dolor.

Si bien es cierto que muchísimas de nuestras enfermedades se deben a los malos hábitos alimenticios o al estrés diario, yo vengo a abogar acá por la importancia de las emociones. Puedes comer sano, ejercitarte con constancia y llevar una vida de relativa calma, pero si sientes rabia hacia alguien, si aún no has perdonado a tu exesposo por haberte dejado por una mujer más joven, si aún no has afrontado el duelo por la muerte de un ser querido, tu cuerpo se manifestará de diferentes formas hasta que le hagas caso y te apropies de tu proceso de sanación. Eso es lo que pasa con los dolores. A mi manera de ver, el dolor, lejos de ser negativo, es un mecanismo de alerta que busca indicarnos que estamos ignorando una emoción que no hemos resuelto.

Pero si el dolor es una alerta, ¿por qué a ti te duele la cabeza y en cambio a tu hermano le duele la pierna? Pues porque cada ser humano es diferente y cada quien tiene algo distinto por sanar. Con esto no me refiero solo a que cada uno deba tomar un medicamento distinto para su padecimiento particular, sino que cada quien tiene que sanar cosas diferentes, emociones distintas, experiencias diversas, traumas varios. Quizás a tu hermano le duele la pierna porque sufrió la pérdida de su esposa hace poco y desde entonces se ha vuelto más rígido ante la vida. A ti, por el contrario, tal vez te duele la cabeza porque te la pasas pensando más en el futuro que viviendo en el presente.

Sigamos con el ejemplo de los dolores de cabeza. Todo comienza con episodios esporádicos de migraña y cada vez que los tienes tomas algún medicamento. Los episodios se hacen cada vez más seguidos, así que decides pedir cita con un neurólogo. Después de varios exámenes determinan que todo está bien, que nada explica el dolor. Entonces te asustas o te resignas a que, sin importar lo que tomes, seguirás experimentando el malestar. Pero ¿te has puesto a pensar qué quiere decirte ese dolor de cabeza? ¿Has analizado tus patrones de pensamiento, si son obsesivos, si nunca dejas de pensar? ¿Si estás ahogado(a) en ellos?

La cabeza es un ejemplo, pero lo mismo puede pasar con cada uno de nuestros órganos. Detrás de cada dolencia hay un mensaje y una oportunidad de despertar. Digamos que si a tu migraña se suma un constante dolor de espalda, en lugar de tomarte un relajante muscular, cabría que te preguntaras si te sientes sobrecargado de responsabilidades en la oficina y el hogar. Si eres una persona que no sabe delegar. Y si a eso se suma un malestar de estómago, podrías preguntarte qué no estás pudiendo digerir o qué te genera estreñimiento, si te cuesta trabajo tolerar a los demás o si te cuesta trabajo ceder.

¿Por qué es importante aprender a identificar la emoción que está detrás de una enfermedad que no ha sido sanada? Al aceptar que tenemos una enfermedad e identificar su raíz, el camino a la recuperación será mucho más fácil y, sobre todo, duradero. Mientras que solo tomar una medicina de por vida puede resultar más complicado, puede tener efectos secundarios y ser muy esclavizante. La clave está en que los pacientes nos convirtamos en nuestros propios maestros de sanación, pues cada cuerpo se manifiesta de manera diferente y solo nosotros mismos podemos conocer las particularidades del nuestro. Esto es lo que se conoce como bioindividualidad, y es esta la que nos ayuda a que no estemos destinado a sufrir una enfermedad o mal específico, así sea una condición hereditaria, pues podemos encargarnos de nuestro proceso de sanación de manera individual.

Quienes me siguen en redes sociales saben y son testigos de que intento responder todos los mensajes que me llegan por Instagram. Sin embargo, cada día recibo más y más mensajes privados en los que me preguntan cosas cómo: «¿Qué significa que me duela la espalda?». «Carolina, si me duelen los dientes, ¿qué es lo que debo sanar?». «¿Qué debo hacer si tengo cáncer de mama?». Me encantaría tener respuestas a cada una de sus preguntas. Poder tener la verdad absoluta que me hiciera más fácil el camino de poder resolverles a mis seguidores todas las dudas. Pero, y de todo corazón quiero hacer un énfasis especial en esto, cada caso es absolutamente único y diferente. Aunque existen patrones sobre lo que cada órgano o parte del cuerpo nos quiere decir, no hay una verdad absoluta que ayude a encasillar a cada paciente con una enfermedad específica, ni una sola manera de tratarla. Así como te expresé mi inconformidad con un sistema que encasilla a cada quién con un diagnóstico obvio e inamovible, te invito a que tú mismo(a) no busques definir tus malestares como una enfermedad específica. Te invito a que no busques nombrar todo lo que sientes. Para explicarte a qué me refiero, te contaré la historia de una gran amiga que, para efectos de este libro, llamaré Laura.

Laura es una persona muy sensible y siempre le duele algo. Si no es el estómago, es la cabeza o se le llena la cara de manchas. Cada vez que hablamos me cuenta de sus visitas más recientes a varios médicos, cada vez uno distinto, y acerca de sus más recientes condiciones médicas, cada vez una diferente. Ella no es mi paciente, es mi amiga, por eso trato de escucharla sin juzgar y sin tratar de hacerle terapia cada vez que me cuenta sobre su situación médica, pero un día decidí preguntarle desde el amor, no desde el ego profesional: «¿Por qué siempre estás tratando de que te diagnostiquen una enfermedad? Desde que te conozco me has dicho que sufres de quince males distintos, que yo no veo en ti. Cada médico te dice una cosa diferente y a todos les crees. Y cuando pasan los días y te das cuenta de que quizás no te sientes tan mal o que el diagnóstico que te dieron ya no te suena, buscas a otro médico que te busque otra enfermedad. ¿Qué es lo que quieres esconder? ¿Por qué te quieres sentir enferma?».

Después de hacerle estas preguntas, Laura se puso muy roja y luego dejó de llamarme y escribirme durante un tiempo. A pesar de su visible incomodidad, yo me quedé con la conciencia tranquila por haberle sembrado la duda. Cuando por fin volvimos a hablar, meses más tarde, Laura me contó que vivía en un matrimonio tóxico y que el abandono de su padre, cuando era niña, la había marcado.

Así como hice con Laura en su momento, mi propósito es sembrar una semillita en ti. No pretendo diagnosticar ninguna enfermedad, porque no soy médica ni psicóloga. Lo que quiero es invitarte a que conozcas los casos de otras personas que, pese a seguir al pie de la letra las indicaciones médicas, no encontraban respuestas a sus dolencias y que, al darse la oportunidad de escuchar a su cuerpo, descubrieron que lo que necesitaban era escuchar a su corazón, sus sentimientos y su alma.

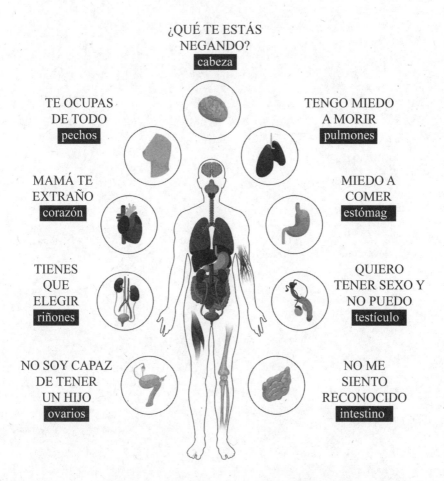

¿QUÉ TE ESTÁS NEGANDO?
cabeza

TE OCUPAS DE TODO
pechos

TENGO MIEDO A MORIR
pulmones

MAMÁ TE EXTRAÑO
corazón

MIEDO A COMER
estómag

TIENES QUE ELEGIR
riñones

QUIERO TENER SEXO Y NO PUEDO
testículo

NO SOY CAPAZ DE TENER UN HIJO
ovarios

NO ME SIENTO RECONOCIDO
intestino

La enfermedad: Una mirada desde la espiritualidad

Por: Andrea Novoa[2]

Piensa en la última vez que sentiste a tu cuerpo físico enfermo. Recuerda las sensaciones incómodas, las dificultades que esto te trajo y la cantidad de dinero que tuviste que gastar para resolverlo. Duro, ¿verdad?

Ahora voy a pedirte que te centres en los beneficios que esto te trajo. ¿Beneficios? Esa será muy seguramente la pregunta que te harás. A lo que, por supuesto, responderás que ninguno. Un beneficio de una enfermedad es algo inconcebible. Y sí, encontrar los beneficios de una enfermedad es algo realmente absurdo a nivel racional, desde lo que pensamos y nos han enseñado acerca de ella, pero déjame decirte que a nivel del alma es una gran oportunidad de aprendizaje que conduce a la evolución.

---

2 Andrea Novoa es terapeuta espiritual. Hace terapia de respuesta espiritual, *thetahealing*, sanación angelical, tarot angelical, péndulo universal. Es *influencer* y cuenta con más de 2 millones de seguidores en sus redes sociales. @andreitanovoa.

Piensa ahora en todas las dificultades a las que te has tenido que enfrentar durante toda tu vida. Quiero contarte que todas ellas las planeaste tú mismo(a) antes de nacer. Bueno, no tú en tu totalidad, las planeó tu alma, pero nunca con el propósito de sufrir, pues a nivel del alma no existe el sufrimiento, solo el aprendizaje. Y sí, todos estos planes complejos le resultan convenientes e interesantes a ella por el crecimiento que te aportan.

Para que entiendas un poco mejor este asunto que suena tan loco, vamos a comenzar por entender en qué consiste la experiencia humana desde el plano físico y desde el espiritual. Teniendo en cuenta que el fin último de la existencia es la evolución, empecemos por hablar de las muchas vidas que nuestras almas tienen durante toda su ronda de encarnaciones. Somos una extensión de Dios que se expande en forma de almas para venir a este plano a vivir aprendizajes y evolucionar, para luego regresar de nuevo con Él.

Este viaje implica que tengamos muchas vidas en distintos planos, no solo el físico. Es normal que cuando pensamos en la existencia más allá de nuestro plano, el que ven nuestros ojos, consideremos que lo único que existe más allá de esto son seguramente los extraterrestres y lo que intentamos encontrar como humanidad en cada viaje al espacio exterior.

Pero resulta muy egocéntrico pensar que solo existe lo que pueden ver nuestros ojos humanos, pues hay una multitud de planos que no podemos ver y que están apenas a un pelo de distancia de nosotros. Y en estos planos también hemos tenido vidas y experiencias. Lo diferente es que allí no existe el juicio. Ese concepto del bien y del mal, lo lindo y lo feo, lo alto y lo bajo, queda fuera de estos planos espirituales. Es por esto que el planeta Tierra resulta tan interesante para venir a experimentar aprendizajes en un mundo de dualidad. Los retos se hacen más difíciles cuando existe el juicio, pues nos permite poner calificativos a las experiencias y, por ende, sentirlas y vivirlas con gran intensidad, muchas veces dolorosa y extrema. En este sentido, encontramos que no solo somos Andrea, Carolina, Carlos, Raquel o Eduardo. Somos almas que vamos de vida en vida eligiendo una personalidad en cada una de ellas para tener aprendizajes y así lograr esta tan anhelada evolución.

Sandra llegó a una de mis sesiones de terapia espiritual con un dolor muy profundo, tanto físico como emocional, espiritual y mental. Tenía cáncer de mama. Cuando comenzamos la sesión, ella me contó el calvario que estaba pasando desde hacía un año. Su realidad había cambiado por completo. Sandra era una persona que vivía muy inconforme con la vida que llevaba. Tenía unos hijos maravillosos que se destacaban en sus actividades académicas, su esposo era un exitoso empresario y ella estaba dedicada a las labores del hogar y a los niños. Pero era infeliz.

Recuerdo que me contaba con lágrimas en los ojos cuánto se estresaba porque sí y porque no. Se sentía miserable porque ya no se admiraba a sí misma. Su sensación era que había tenido que sacrificar toda su vida para criar y dedicarse a los niños. A ella le encantaba emprender. Justo antes de quedar embarazada la primera vez, había hecho una enorme inversión de dinero para un nuevo proyecto propio de ventas por internet. Pero ahí quedaron todos los esfuerzos, pues tras su primer embarazo vino el segundo y luego el tercero. Su único proyecto era su familia. Esto no solo la hacía vivir frustrada, sino también algo lejana y amargada en su actitud ante sus hijos. Con su esposo ni se diga. Se convirtió en una mamá quejumbrosa que le echaba en cara su situación a su esposo, como si él fuera el culpable de su estilo de vida. Sandra estaba completamente desconectada de su vida y los ataques de ansiedad y las depresiones eran frecuentes.

Un día, mientras se bañaba, percibió algo extraño en su pezón derecho. Mientras los niños estaban en la escuela, se puso a investigar sobre el tema y se sintió urgentemente llamada a pedir una cita con su ginecólogo. Pronto llegó el baldado de agua: Sandra tenía cáncer de mama.

De ahí en adelante llegaron muchos cambios en su vida y la de su familia. Sandra había cambiado su actitud hacia los niños, pues valoraba cada segundo que podía dedicarles para acompañarlos en sus tareas. A su esposo lo abrazaba y lo besaba a cada momento, pues era su mayor fortaleza para afrontar este reto. Volvió a interactuar con sus hermanos y su madre, con quienes se había distanciado al no vivir en la misma ciudad. También comenzó a orar con mucha intensidad. Rezaba el rosario todos los días. Incluso se juntó con un grupo de oración del rosario que se reunía virtualmente para orar todos los miércoles a las 6:00 p.m. Retomó las manualidades que tanto le gustaban, pues era su manera de relajarse. Empezó a cambiar sus hábitos. Entrenaba todas las mañanas, hacía yoga, comenzó a alimentarse mejor desde que su médico le habló de los efectos negativos del azúcar y los ultraprocesados en su salud. Hizo cursos de cocina y descubrió una nueva pasión. Comenzó a buscar grupos de apoyo en internet, a tomar cursos virtuales sobre sanción y pidió una cita de terapia espiritual conmigo.

Sin duda, Sandra era ahora una persona más llena de sí misma y más conectada con la vida. Cuando nos vimos y le pregunté qué había aprendido con toda esta experiencia, me respondió que nada, que todo había sido una absoluta pesadilla y que necesitaba acabar ya con este proceso. Luego le pedí que me describiera todo lo que había hecho durante este año de enfermedad y me contó lo que ya les narré en líneas anteriores. Le dije: «Ok, Sandra. Allí está todo el aprendizaje, te transformaste en una mejor versión para ti y para los que te rodean». Sandra abrió los ojos y me dijo: «Tienes razón, jamás lo había visto de esa manera». Ahora ella pudo comenzar a hablarme desde un enfoque de crecimiento. Su expresión y su cara cambiaron por completo. Era otra. La enorme tranquilidad que nos confiere la certeza del plan de nuestras almas es la clave para aceptar y cambiar la perspectiva. Durante nuestra vida solemos ver los retos como sufrimientos sin sentido y sin propósito. Nos preguntamos mucho por qué nos sucede tal y cual cosa, pero nunca nos preguntamos para qué nos sucede.

En mi experiencia como terapeuta espiritual ha sido mágico revisar el plan prenatal de muchas almas que llegan a mi consulta buscando respuestas. Según la teoría de la terapia de respuesta espiritual, antes de nacer las personas tienen la posibilidad de planear su vida, trazarse metas y aprendizajes e incluso elegir las personas con las que compartirán esa existencia. Indudablemente la enfermedad es una de las mayores maestras que tenemos como seres humanos en este viaje de aprendizaje y evolución. Independientemente de nuestras creencias sobre el verdadero sentido de la existencia, al menos esta teoría del alma nos permite vivir más enfocados en aprender que en sufrir y quejarnos. Cuando tengo acceso a las historias de mis pacientes y revisamos el plan de sus almas, resulta absolutamente asombroso lo que encontramos, pues son personas con las que yo jamás en la vida había tenido contacto, pero a quienes les resulta completamente sensato lo que nos muestran sus comités espirituales (el grupo de seres de luz que nos acompañan siempre) durante las sesiones.

Esto quiere decir que, a nivel del alma, la enfermedad es solamente una capa más de aprendizaje. En ella se manifiestan las dificultades mentales y emocionales que soportamos las almas en nuestra experiencia dentro de un cuerpo físico. La enfermedad no es un castigo divino, como profesan algunas religiones, tampoco es un karma que la persona está pagando; mucho menos falta de amor o abandono por parte de Dios.

Pero esto no quiere decir que entonces debamos amar la experiencia de la enfermedad. Por supuesto, el objetivo superior es alcanzar un nivel vibratorio tan elevado que la enfermedad resulte una maestra inútil, pues estaremos tan conectados con nuestro cuerpo, que ese aprendizaje estará resuelto por añadidura.

Si el objetivo es evitar que elijamos la enfermedad como maestra, tenemos que comprender que a nuestras almas también debemos ayudarles en un proceso de reeducación en el que el camino no tenga que ser tortuoso y negativo; es decir, que para aprender a amar la vida no tengamos que ponerla al borde de la pérdida.

El alma planifica sus encarnaciones físicas basándose en las energías y las creencias limitantes no resueltas de sus vidas anteriores. Somos seres que tenemos más de 13 cuerpos energéticos que cargan con estos conflictos no resueltos vida tras vida. Esto, por supuesto, nos lleva a crear planes de vida complejos, basados en el sufrimiento, el autocastigo y la dificultad. La manera de generar este cambio a nivel de la personalidad y del alma es con trabajo espiritual y conexión interior. Sanando nuestras vivencias, explorando el subconsciente, liberando el trauma, limpiando la programación, la energía y las creencias negativas, podemos reprogramar los planes del alma y limpiar nuestra mente subconsciente para que dejemos de actuar con el piloto automático enrutado hacia lo negativo.

La espiritualidad es precisamente sentir y vivir en ese propósito de amor. Debemos comenzar a observarnos compasivamente desde lo que ganamos, sintiéndonos conectados con algo tan poderoso como nuestro ser superior que está allí para guiarnos, conectar con las demás personas desde el entendimiento de que el daño no existe. Entender que Dios es la máxima expresión y que Él está presente en cada cosa, cada lugar y cada mirada.

Hacer esta transformación implica un trabajo consciente. Tenemos la oportunidad de conectar con nuestra verdadera esencia si cambiamos nuestras creencias limitantes, si borramos todo lo que hemos programado desde el miedo. Cuando la gente me pregunta cómo conseguir abundancia, mi respuesta es siempre que primero debemos ser personas abundantes para poder vibrar luego con esa abundancia y atraerla. No podemos ser abundantes si nos quejamos constantemente por cada cosa que nos sucede. La abundancia es gratitud, mientras que la escasez es queja. Una vez seas abundante, la enfermedad se quedará muy abajo de ti en vibración, impidiendo que conectes con ella tan fácil.

Así que la próxima vez que la enfermedad toque a tu puerta, o a la de alguien cercano, abrázala, no la resistas. La resistencia es la que conduce al sufrimiento. Permítete sentir el dolor y acéptalo. Luego siéntate y reflexiona sobre lo que tu alma está pretendiendo aprender a partir de todo esto. Encontrando el beneficio que sostiene ese aprendizaje es que vas a poder liberarlo. Disfruta el viaje y entiende que todo está en el orden divino. Nada pasa que el alma no quiera que pase.

Como sano, pero no bajo de peso

Esta es la pregunta más recurrente que veo en terapia a diario y una de las que más recibo en mis redes sociales. Es importante comenzar aclarando que existen muchísimos protocolos alimenticios, dietas de todo tipo, médicos de todas las especialidades y miles de teorías sobre la nutrición, la alimentación, y fórmulas más acertadas para bajar de peso. Lo que olvidamos muchas veces es que cada cuerpo es completamente diferente y que, por lo tanto, no todos los cuerpos se ajustan a todos los tipos de dietas.

Para que quede más claro, les voy a poner el ejemplo de dos hermanas. Aunque ambas son hijas de los mismos padres, tienen una combinación de genes muy similar y se criaron en el mismo hogar, sus organismos no son absolutamente idénticos. Por ejemplo, mi hermana y yo, aunque nos parecemos en especial por nuestras caras, tenemos cuerpos muy distintos. Ella mide 1.57 metros y pesa unos 45 kilos, su cara es de facciones muy finas, su cuerpo es delgado, su tronco es menudo y sus piernas son torneadas. En cambio, yo mido 1.69 metros y peso unos 60 kilos. Mi complexión corporal es ectomorfa, es decir, que tengo extremidades delgadas y poca masa muscular. Andrea, en cambio, fue bendecida con mucho músculo. Muchos creerían que, también por ser hermanas y tener cierto aire familiar, tenemos un mismo metabolismo, y resulta que no. Andrea puede llevar una dieta más alta en carbohidratos que yo, porque hace mil veces más ejercicio. Yo, en cambio, consumo más grasas que carbohidratos, porque me sientan mejor. Ella tiene una digestión perfecta, mientras que yo he tenido complicaciones digestivas desde que era bebé. ¿Por qué pasa esto? Pues porque ambas, a pesar de haber nacido del mismo vientre, somos personas diferentes que se gestaron en embarazos distintos y bajo circunstancias que no fueron las mismas. Por eso hoy debemos alimentarnos de manera distinta y lo que le hace bien a mi hermana no es lo mismo que me hace bien a mí. Este ejemplo es para que te quede claro que una dieta genérica hecha de manera genérica, a partir de una recomendación médica que le hicieron a mi amiga o algo que leíste en una revista, no va a garantizar éxito en tu proceso a la hora de bajar de peso.

También es importante que sepas que compararte con alguien más es un error. Primero, por lo que ya dije, que cada organismo es diferente, pero, segundo, porque las vidas de las demás personas son muy distintas a la nuestra. ¿A qué me refiero con esto? Pues a que aspirar a llegar a tener el cuerpo de las modelos que vemos en Instagram no nos permite ver más allá de unas imágenes que nos han taladrado por los ojos como algo perfecto pero que no ha tenido en cuenta la salud. Soñamos con tener lo que se nos ha dicho que es un cuerpo perfecto, pero eso no significa que sea un cuerpo sano. Entonces antes de seguir cualquier dieta que sugiera una modelo en la red social, es importante preguntarte cómo está ella físicamente, cómo está su salud, qué ha tenido que sacrificar para tener el abdomen marcado; tal vez se lo mandó a hacer quirúrgicamente, así asegure que es dieta y ejercicio. Además, si tu mides 1.50 metros y subes de peso con facilidad, tus prioridades son tu trabajo y tu familia, y no quieres dejar el dulce, es absurdo que quieras compararte con una modelo rusa que mide 1.80 metros, hace ejercicio siete días a la semana, tiene un entrenador personal y que, al vivir de la industria de la moda y la belleza, debe cuidar su instrumento de trabajo de una manera particular, que además no es necesariamente sana. Buscar ser más sano(a) y querer bajar de peso —si es algo que necesitas hacer— no es pretender lucir parecido(a) a una modelo en traje de baño bailando en Tik Tok, sino ser la mejor versión de ti mismo(a), aspirar a tener un cuerpo equilibrado y en armonía, en el cual cada uno de los órganos funcione correctamente, la digestión marche bien, el ciclo menstrual sea regular, los ovarios ovulen correctamente, los senos estén sanos y los análisis de laboratorio salgan bien. Que, así no se te vean los cuadritos en el estómago, tu cuerpo se vea armónico y proporcionado para tu estatura y complexión. Esta información es clave para tu vida, para tu paz mental y para avanzar en la lectura de este libro.

¿Cómo debo comer?

Está claro que todos los cuerpos, organismos y metabolismos son distintos, y que no es buena idea comparar el tuyo con el de nadie más. Ahora, vamos a hablar de alimentación. Si bien es cierto que existe el veganismo, la dieta rica en proteínas, la dieta de solo grasas, la dieta alta en carbohidratos, los sistemas de medición de calorías, la dieta paleo y los miles de dietas que han creado tanto la ciencia como la pseudociencia, lo único cierto es que no existe nada más duradero en el tiempo que una alimentación basada en comida real. Al ser humanos, que venimos de la naturaleza, la comida que mejor se nos ajusta es la que proviene de la naturaleza, sigas el protocolo que sigas. Creo que esto ningún médico ni científico lo puede refutar.

Cuando hablo de comida real, quiero que te remitas al campo de tu país. Cierra los ojos por un momento y piensa qué significa naturaleza para ti. Cuando yo cierro los ojos me imagino un lote lleno de pasto, vacas, pollos y muchos árboles llenos de frutos. Ahora vas a imaginar cómo era ese campo en la era de nuestros ancestros, cuando aún no existía la maquinaria para hacer las galletas, los panes y los paquetes con golosinas que comemos hoy en día. Si no me falla la intuición, debes estar imaginando a tus ancestros cazando, pescando y cultivando, buscando de manera creativa qué consumir, qué cazar y cómo cocinar los pescados, el bisonte, la carne y el pollo que lograban conseguir. También bajando de los árboles las frutas, cosechando las verduras y cocinando con la misma grasa que soltaban los animales. Esta era una época en la que no existían los ultraprocesados, porque no había manera de procesar nada o de producir en masa. No había refrigeradores y los métodos de preservación eran primitivos. Todo era real. Si miramos fotos de nuestros antepasados, los vemos robustos, gruesos y fuertes, para poder llevar a cabo todas las actividades diarias. Eran personas que se hacían la vida más fácil que la que llevamos ahora, tenían rutinas claras, hábitos definidos, horarios de día y noche establecidos por la luz natural, sin los niveles de estrés y exceso de conectividad que tenemos hoy.

Ahora quiero darte otro ejemplo. Piensa en el coche que tienes estacionado en tu garaje. Ahorraste mucho para poder comprarlo, fue una inversión grande y soñabas con él. Apenas lo sacas de la agencia vas a la estación de gasolina y pides que lo llenen con el mejor combustible que tienen disponible, pues sabes que debes cuidar su motor. Si le echaras, por ejemplo, aceite de oliva al tanque, lo dañarías y no podrías manejarlo más. Entonces, si estás dispuesto(a) a echarle la mejor gasolina a tu coche, ¿por qué a ti mismo(a), que eres humano(a) y vienes de la Madre Tierra, que haces parte de un sistema más perfecto aún que tu auto con tecnología alemana, le das de comer la chatarra que compras en un *Drive Thru* o las galletas y bizcochos que venden en la tienda y que tienen una fecha de caducidad para dentro de seis meses? Te confieso que para mí es muy frustrante pasar por los locales de comida rápida y ver que el estacionamiento está lleno de coches finísimos con sus tripulantes comiendo hamburguesas y pizzas de menos de 5 dólares, mientras les echan gasolina premium a sus Audi y sus BMW, si nuestro cuerpo es la máquina más importante que tendremos en nuestra vida y tenemos que mantenerlo en óptimas condiciones siempre. Mi intención no es satanizar los alimentos, pero sí quiero abogar por la comida real, porque por un lado es la que menos inflama nuestro organismo y por el otro es la que nos permitirá vivir muchos años con salud.

En este libro no pienso centrarme en entregarte una dieta y decirte qué comer y qué dejar de comer. Sin embargo, por mi enfoque en medicina funcional —que es una especialidad en la que nos centramos en el origen de las enfermedades—, quisiera recomendarte a tres autores espectaculares que pueden ayudarte mucho en tu proceso de salud y nutrición: el Dr. Mark Hyman, con sus libros *Come grasa y adelgaza* y *La solución del azúcar en la sangre*; al *bestseller* colombiano, el doctor Carlos Jaramillo, con *El milagro metabólico*, *El milagro antiestrés* y *COMO*, y a Chris Kresser con su libro *The Paleo Cure*. Basado en el conocimiento funcional de estos tres especialistas, quiero mencionarte las características básicas que debes tener en cuenta para llevar una dieta saludable.

1) Lo más importante es tener una alimentación basada en alimentos reales, locales y orgánicos. Sé que me vas a decir que lo orgánico es muy caro, pero te tengo buenas noticias: ve a la plaza de mercado más cercana y busca alimentos sin etiquetas. Ahí te garantizo que vas a encontrar las mejores frutas y vegetales.

2) Centra tu alimentación en los vegetales. Es clave llenar nuestro plato de verduras de todos los colores para completar los nutrientes y la fibra necesaria para la digestión.

3) Evita los químicos, ultraprocesados e ingredientes como colorantes, glutamato monosódico y endulzantes artificiales.

4) Elimina los aceites vegetales y ultraprocesados. Cámbialos por el aceite de coco o por el aceite de oliva, que son alternativas saludables.

5) Trata de que tu dieta sea rica en grasas de buena calidad, como los frutos secos, las semillas, el aceite de oliva y el aguacate.

6) Consume proteína de forma moderada, acorde con tus necesidades médicas. Pueden ser proteínas de origen animal, como la carne, los pescados y los huevos. O en el caso de ser vegetariano o vegano, busca vegetales como el brócoli y los hongos, o sustitutos como el tofu y el tempeh.

7) Limita tu consumo de carbohidratos a las indicaciones de tu médico, optando siempre por las verduras, las frutas, el plátano, la yuca, la papa y el camote, que además están llenos de fibra.

8) Haz ejercicio al menos 20 minutos al día, 5 días a la semana.

9) Intenta tener una práctica de meditación, o por lo menos caminar y desconectarte del mundo para reconectarte contigo mismo(a).

Quizás todo lo que te estoy diciendo no sea nuevo para ti y pienses: pero si yo hago ejercicio todos los días, no me comparo con la modelo de Instagram y me guío por la dieta del doctor famoso… entonces ¿por qué sigo pasado(a) de peso? Pues, te tengo noticias: no te frustres. Lo que estás haciendo lo estás haciendo, pero seguro hay algún sentimiento que estás bloqueando y eso lo vamos a averiguar ahora.

«He hecho todas las dietas y no logro estar flaca»

María llegó a mi consulta en junio del 2019 muy angustiada, porque a sus 21 años ya no sabía a qué otra dieta recurrir pues, en sus propias palabras, hasta la dieta de la piña y el atún la tenían estancada. Con un aura hermosa, pero con muchos nervios, llegó llorando porque había ahorrado su beca de la universidad para ir con un reconocido médico a que la ayudara a adelgazar y, sin embargo, después de dos meses de tratamiento, su peso permanecía intacto, a pesar de que cada vez comía menos.

A diario recibo pacientes angustiados, pero al ver a María tuve que contener las ganas de llorar, pues el tema la tenía obsesionada. Medía 1.50 metros y pesaba 62 kilos, y había gastado dos mil dólares estadounidenses en un tratamiento que no le había ayudado a bajar ni un solo kilo. La escuché durante más de 50 minutos mientras me contaba todo lo que este tema significaba para ella y la frustración que sentía por el dinero y lo esfuerzos perdidos. Cuando terminó de hablar, su primera pregunta fue: «Caro, ¿y ahora qué dieta vas a mandarme?». Le respondí claro: «Ninguna. Necesito verte en 15 días y que de aquí hasta entonces no hagas ninguna dieta. Tampoco quiero que te peses. Te quiero pedir que escuches a tu cuerpo y comas cuando tengas hambre y lo que tu cuerpo te pida. La única tarea que voy a ponerte es que documentes en un diario si te sientes enferma o débil, o si tienes algún malestar».

A María no le gustaron ni mi respuesta ni mi plan, me di cuenta de inmediato. Ella había crecido con una fuerte restricción hacía la comida. Desde que tenía 4 años su madre la había traumado diciéndole que a los gorditos nadie los quería y que si seguía comiendo así iba a ser la vergüenza de la familia. Además, venía de un hogar en el que el maltrato físico de su padre sobre su madre era muy fuerte. Me contó que ella creció rezándole a Dios para que nunca llegara la policía, porque no quería que enviaran a su padre a la cárcel, pero que ella solo podía esconderse detrás de las escaleras para que no la alcanzara ninguno de los objetos que se lanzaban el uno al otro. A María le sudaban las manos mientras me contaba esto y se ahogaba en llanto recordando dichos episodios. Además, su mamá era esteticista y hacía masajes corporales a reconocidas modelos del país, y estaba obsesionada con los tratamientos de belleza.

La hermana de María era modelo de ropa interior y desde que eran niñas jugaban a ser reinas de belleza. Sin embargo, a María solo le interesaba estudiar desde que era muy niña. Su sueño era convertirse en médica y pasaba las tardes enteras leyendo libros y comiendo palomitas de maíz y papas de paquete. Según lo que me contó en esa sesión, creció llena de miedo hacia los hombres porque pensaba que sus amigos y parejas la lastimarían como lo hacía su papá con su mamá. Por esto, a sus 21 años, aún no había tenido pareja y era adicta a las galletas, las papas y el refresco.

Como ya te dije, cuando terminó la sesión no vi a María muy convencida de querer continuar su tratamiento conmigo. Ella, al igual que todos, estamos acostumbrados a que nos den soluciones inmediatas y creemos que una subida de peso se resuelve con dieta y ejercicio, y ya está. Pero resulta que este caso, igual que el de cientos de personas en el mundo, no fallaba por la dieta que le había dado el médico que le cobró dos mil dólares. Tampoco eran un error las dos horas diarias de ejercicio que hacía y sus exámenes médicos estaban bien. María lo que tenía era un cúmulo de emociones bloqueadas y un atasco de episodios sin resolver en su vida, que más adelante íbamos a descubrir.

Pasaron seis días cuando recibí un mensaje de María por WhatsApp. Me escribió: «Guau. Bajé dos kilos comiendo de todo. Eres una maga. Gracias por todo». Ustedes no saben la felicidad que sentí al leer su emoción entre líneas. Claro, no me emocionaba el hecho de que hubiera bajado dos kilos, porque le había pedido expresamente que no se pesara. Me emocionó, porque al escucharla en esa primera cita detecté que lo que tenía María era un bloqueo emocional, que la comida para ella era un castigo y que la privación le estaba generando un estrés más grande que comerse dos pasteles de chocolate en una sentada.

La felicité y le pedí que siguiera como iba, y que en la sesión hablaríamos de sus resultados. Llegó el día de la cita y María había bajado 4.3 kilos en 15 días, sin ningún tipo de dieta. Me parecía sorprendente ver su cara, era otra. Sus ojos irradiaban una luz de pura satisfacción, porque por fin se había liberado del número 62 que la atormentaba tanto, y ahora estaba en 57.7 kilogramos.

Pese a que María había bajado esos kilos, seguía hablándome de ese número con el que llegó a la primera cita: 62. Esto me alertó de que algo andaba mal con esos números y por intuición le pregunté: «¿Qué sucedió a tus 8 años?». Me respondió: «¿Por qué me preguntas por los 8 años?». Le dije: «Porque si sumas 6 más 2, me da 8. Siento que ese número está marcando tu cabeza». María comenzó a llorar de nuevo: «¿Cómo sabes que me sucedió algo a los 8 años? Cuando tenía esa edad mi tío me obligaba a hacerle sexo oral. Pero nunca le he dicho esto a nadie, porque mi mamá no me creería y por el contrario diría que yo lo incité a que me obligara». Mientras me relataba cómo fue el episodio, sus manos temblaban al igual que su voz.

Me encontraba ante una paciente que tenía sobrepeso, pero no por comer mal, ni por dejar de hacer ejercicio, ni por falta de disciplina. Estaba ante una mujer de carne y hueso que creció en un hogar donde reinaba el maltrato familiar y además su tío abusaba sexualmente de ella. Era absolutamente claro que María lo que tenía era un bloqueo de sus emociones, un trauma muy fuerte y un temor a ser vulnerada, y acudía a la comida para refugiarse y cobijarse si volvía a ser violentada, maltratada o abusada.

Así como María son decenas los casos que llegan a mi consulta. Todo podría tratarse de una manera muy distinta si como médicos, nutricionistas y terapeutas nos tomáramos el tiempo de preguntarles a nuestros pacientes: ¿Cómo estás? ¿Cómo te sientes? ¿Qué está pasando? La historia sería otra. Entiendo que el tiempo en consulta es muy limitado para muchos profesionales, pero el hecho de simplemente comenzar ese espacio con una pregunta tan humana como: «¿Cómo estás?» hace toda la diferencia para el paciente.

También como periodista les digo: todos tenemos una historia. Esta historia debemos abordarla desde el origen para procesar, entender y sanar lo que nos ha pasado. De no hacerlo, esta historia puede seguir repitiéndose en nosotros y será cada vez más fuerte. Si a pesar de comer de manera saludable, de hacer ejercicio, de tener unos exámenes que están bien, persiste un malestar, es porque hay algo emocional y espiritual con lo que debes lidiar. Todos tenemos derecho a sentirnos tristes, débiles, a subir de peso sin entender por qué, a sentirnos mal sin comprender por qué. Es la maestra enfermedad la que está gritándote que hay algo que no está bien y que es hora de tomar las riendas de tu sanación. Y ese es un proceso que debes hacer tú mismo(a), pero eso no quiere decir que no puedas pedir ayuda. Para eso existen psicólogos, psiquiatras, médicos, *coaches* de vida, *coaches* espirituales. Hoy en día hay todo tipo de ayuda que está a tu servicio, pero es fundamental que tomes conciencia de que si algo te duele o molesta es porque la vida te está haciendo un llamado a que sanes. No te acostumbres al dolor. No es normal sentir malestar de cuerpo, dolor de estómago, no ir al baño de forma regular, vivir a diario con migraña. Y, por favor, no te permitas caer en la sociedad de los fármacos en la que todo se soluciona con una pastilla. Recuerda que los medicamentos nos ayudan a lidiar con los síntomas, pero no a sanar el origen de la enfermedad. Hoy tomas el medicamento y estás bien. Mañana dejas de tomarlo y el dolor regresa a ti.

Como estoy segura de que quieres saber qué pasó con María, tengo el honor de compartirte que después de seis meses María logró llegar a un peso de 51 kilos junto a su médico, a las clases de baile que tanto le gustan y a un acompañamiento en el que estuvimos durante 24 semanas consecutivas. Ella se empoderó para sanarse. Después de dos años, María pasó de ser mi paciente a convertirse en una mujer entregada a ayudar a otros a sanarse, pues está estudiando biosanación emocional y espera graduarse pronto para ejercer como terapeuta. Su relación con la comida ha mejorado muchísimo y, sobre todo, logró sanar la relación conflictiva, traumática y llena de rabia y rencor que tenía con sus padres.

La historia de María no es excepcional. La realidad es que cualquiera de nosotros puede haber pasado por situaciones y experiencias similares, y vale recordar que para más del 64 %

de los niños, las niñas y las mujeres en el mundo, su hogar es el lugar más peligroso en el que pueden estar. Te invito a que te detengas y busques ayuda si lo necesitas. Estas son heridas profundas que dejan secuelas de por vida. Busca ayuda y empodérate de tu proceso de sanación.

«No sé qué más hacer con Natalia. Se estancó en el peso»

Natalia llegó a mi consulta remitida por un amigo médico que llevaba tratándola durante más de año y medio. A sus 27 años, Natalia tenía hipotiroidismo, resistencia a la insulina y ovarios poliquísticos. Y, sumado a esto, un sobrepeso que la atormentaba muchísimo. Llevaba una dieta baja en carbohidratos, buenas fuentes de grasa y la proteína necesaria para su estatura y complexión. Sin embargo, había llegado a un peso del que no se movía a pesar de practicar tenis y correr maratones.

Su médico de cabecera le había ayudado a solucionar sus problemas metabólicos, la tiroides estaba controlada y su menstruación había regresado después de 2 años. A grandes rasgos, su salud estaba bien, pero su gran preocupación era que a pesar de haber bajado 6 kilos al inicio de la dieta que le recetó su médico, después, incluso comiendo menos de lo indicaba, o se estancaba o subía de peso. Médicamente no había razón para que esto ocurriera, pues su tiroides y su sistema hormonal estaban controlados. Era claro que Natalia no estaba bien en su interior.

Cuando llegó a mi consulta me encontré con una mujer encantadora. Una abogada muy estudiosa, diligente y entregada a su trabajo, al punto de hacerlo de sol a sol, a veces realizaba horarios de 16 horas al día para cumplir con los requisitos que le exigía su jefa, que por lo que me contaba Natalia no solo era bastante gruñona y mandona, sino que esperaba el doble de resultados de parte de ella que del resto de sus compañeros en la oficina. Estos adjetivos los pongo yo, pues Natalia no se quejó en ningún momento durante nuestra cita. Me contaba todo, fascinada y orgullosa de que le exigieran el doble, pues consideraba que eso hacía que ella mereciera más respeto de su jefa. Sin embargo, mientras hablaba noté que se tocaba la espalda todo el tiempo, como si le doliera. Aunque no me expresó esa molestia, pude percibir que una de las raíces de las dolencias de Natalia estaban en que ella asumía responsabilidades que no le correspondían, pues sus compañeros no daban el ancho y ella estaba cargando con las consecuencias.

Cuando le pregunté cómo se sentía, me respondió: «Bien, me siento bien. Pero una pregunta, ¿cuánto dura la sesión? Es que tengo que trabajar». Yo me quedé fría y entendí que definitivamente Natalia pasaba su vida corriendo contra el tiempo y que de ahí venía su problema de tiroides (pero este tema específico lo abordaremos en otro capítulo). Comenzamos a hablar de su vida personal, pero ella no entendía por qué le estaba preguntando por su infancia si la idea era ayudarla con sus hábitos alimenticios y su bienestar. Le pedí que me diera la oportunidad de conocerla durante esa primera cita y que le prometía que a partir de ahí abordaríamos juntas un plan de acción. Ella, muy abierta, comenzó contándome que venía de un hogar de padres separados, que su familia era muy adinerada y que desde pequeña todo en su casa se solucionaba con dinero. Recuerdo en especial estas palabras: «Cuando mis papás se separaron, mi papá parecía un cajero automático. Solo nos pasaba dinero con tal de que no sufriéramos».

A simple vista, el de Natalia era un caso común en el que los padres se separan y los conflictos comienzan, pero lo que Natalia no sabía es que había crecido en un hogar en donde nunca sintió el amor real de su madre o de su padre —ella trabajaba todo el día y él solo pasaba el efectivo, por lo que Natalia fue criada por una niñera—, en el que el amor para ella se materializaba en cosas y dinero. En su cabeza creció con la idea de que si necesitaba algo llamaba a su papá y buscaba sacar buenas calificaciones para que él se sintiera orgulloso. Le escribía cartas de amor a su mamá para que ella le respondiera con amor, pero, contrario a lo que pensaríamos, Natalia no recibía más que dinero, dinero y más dinero.

Ella veía que sus amigas iban al club con sus papás, se iban de paseo con ellos, y cuando había fiestas, aquellos siempre estaban con sus hijos. Por el contrario, ella siempre iba acompañada de Nelsy, su niñera y compañera de aventuras, porque su madre trabajaba todo el día y su papá se había ido de la casa y ya tenía una novia.

Me encontraba ante una mujer que siempre había buscado complacer a sus padres y que ahora continuaba con el mismo patrón de complacencia, pero con su jefa. Con tal de ser aceptada y respetada, trabajaba más que sus compañeros y daba en exceso, por miedo a no recibir la aprobación de los demás. Pero, además, encontraba en la comida el refugio y el amor que no recibía en su casa, pues cuando llegaba de la escuela solo estaba Nelsy y lo único que debía hacer era tareas.

Natalia me contó a grandes rasgos su infancia y sus años en la universidad, pero lo que ella no lograba entender era de dónde venía ese estancamiento en el peso, si cumplía al pie de la letra la dieta que le había enviado el doctor y tomaba todos los suplementos y medicinas acordadas. Tras escucharla durante más de una hora, le pedí que escribiera en un cuaderno cuál sería su vida ideal. La tarea consistía en que, sin prejuicios ni rigidez, me describiera qué soñaba hacer con su vida. Confieso que pensé que, con lo disciplinada que era, me enviaría el texto al día siguiente. Sin embargo, pasaron las semanas y no recibía ninguna noticia de ella. Hasta que un domingo me llegó un correo en el que me contaba que esta tarea le había partido la vida en dos, pues nunca se había detenido a pensar cuáles eran sus sueños. Había estudiado Derecho, porque debía seguir la tradición de su familia. Ser artista, como quería, habría defraudado a su padre, quien incluso la habría despojado de la herencia familiar. En su correo me decía también: «Carolina, no me he pesado, pero la ropa me queda enorme. Siento que esta tarea me quitó un peso de encima».

Si te das cuenta, ni a María ni a Natalia les pedí que siguieran ningún protocolo alimenticio ni régimen dietario. Ambas eran pacientes que tenían tantas restricciones y exigencias en sus cabezas que, de ponerles una más, iba a afectarlas más, en lugar de ayudarlas.

Mi mensaje no es que dejes de hacer dieta y te dediques a comer lo que quieras. Lo que quiero dejarte hoy como enseñanza es que permitas que tu cuerpo te hable y entiendas que si no bajas de peso, por más rígido que sea el proceso, ayuno, dieta mágica o pastilla del momento, es porque algo dentro de ti no está bien y tiene que ser sanado desde el ORIGEN. Y si bien ese origen puede ser en la mayoría de los casos alimenticio, en muchos otros tiene una gran carga emocional.

No puedo parar de comer

Creo que a todos nos ha pasado que nos sentamos frente a una caja de chocolates o nos paramos frente a un buffet de postres, papas, pizza y hamburguesas, y comenzamos a comer de manera desmedida y sin poder parar. A simple vista podría decirse que el ojo nos engañó o que todo estaba tan delicioso, que aprovechamos. Sin embargo, si hacemos el ejercicio de detenernos por un momento y pensar de dónde vienen esas ganas desmedidas que no nos permiten parar, difícilmente encontramos una razón válida. Entonces nos refugiamos en afirmaciones como: «Es domingo, mañana retomo», «estoy de vacaciones, cuando regrese comienzo dieta», «mañana compenso ayunando», «esta semana me mato en el gimnasio para quemar las calorías que me comí hoy». Y aunque, si bien es cierto que todo esto podría sonarnos familiar, déjame decirte que no es más que el consuelo que buscamos para enmascarar la razón real detrás de esta ansiedad y su origen.

Quiero que hagas memoria y pienses cuándo fue la última vez que te diste una comilona épica. Analiza qué tipo de comida quisiste. ¿Papas, arroz, malteada, helado, refresco, dulces, pan, hotcakes, donas, brownies? O, por el contrario, ¿quisiste pescado, pollo, carne, tocino, ensalada y vegetales? Tú me corregirás, pero estoy casi segura de que cuando te posee el espíritu comilón te inclinas más por el primer grupo de comida más que por el segundo. ¿Por qué crees que sucede eso? Resulta que lo que nos hace comer de forma desmedida son los alimentos ultraprocesados, ricos en carbohidratos y azúcares.

Quiero comenzar con un poco de teoría, que te ayude a comprender lo que sucede dentro de tu organismo cuando comes algo rico en carbohidrato o azúcar, para luego explicarte por qué desde un punto de vista emocional no podemos parar de comer en momentos específicos. Prometo hacer la explicación lo más sencilla posible, porque tengo claro que este no es un libro médico y, además, no quiero que te aburras.

Un estudio muy interesante que realizó la profesora de psicología de la Universidad de Michigan, la doctora Ashley Gearhardt, asegura que tanto los niños como los adultos de hoy en día somos adictos a los alimentos de origen industrial. Y por origen industrial me refiero a todo producto ultraprocesado que ha pasado por varios procesos químicos que aseguran su color, sabor y una fecha de caducidad mucho más larga que la de la comida fresca. En este grupo entra, básicamente, todo lo que puedes encontrar empacado en los supermercados, como las galletas, los paquetes de papas, los jugos en cajita, los refrescos y las golosinas. En el estudio, titulado *Food Addiction: An Examination of the Diagnostic Criteria for Dependence*, Gearhardt asegura también que el azúcar, al igual que las drogas, genera la misma adicción e impacto en el cerebro de los humanos. Al ser una adicción, a la hora de frenarla genera los mismos efectos de abstinencia que cuando un alcohólico o un drogadicto deja de consumir. La razón es que, al entrar en nuestro cuerpo, el azúcar estimula los centros de placer mediante un neurotransmisor llamado dopamina, lo que genera una reacción muy parecida en el cerebro a la que generan los opioides, como la heroína y la morfina. Esto se puede ver en tomografías cerebrales (en inglés se les llama PETscan), en las que las personas adictas al alcohol o las drogas reflejan comportamientos cerebrales iguales al de las personas adictas a la comida, pues cuentan con una menor cantidad de receptores de dopamina, lo cual las hace más propensas a desear consumir sustancias que les estimulen la producción de este neurotransmisor en sus cerebros.

Creo que con esta explicación te puede quedar un poco más claro por qué entre más comes productos con azúcar (y todos los ultraprocesados lo tienen, así sean de sabor salado), más hambre te da. Pero, así como la dopamina y tu cerebro desempeñan un papel fundamental en esta adicción, también hay una hormona determinante en todo esto: la insulina, responsable de regular cuánta azúcar hay en la sangre, esa que se conoce con el nombre de glucosa, al permitir que pase a las células para que ellas la usen como energía. La insulina es como una llave que permite que se lleve a cabo ese proceso, pero cuando hay una producción excesiva de insulina, las células no responderán de la misma manera, pues la llave no logrará abrir las cerraduras de manera efectiva y la glucosa en la sangre no podrá ser usada como fuente de energía para las células y se irá acumulando, casi siempre en forma de tejido graso, en el cuerpo. A este fenómeno se le llama resistencia a la insulina y desembocará en enfermedades graves, más allá de que subamos de peso, pues podrá aumentar los triglicéridos, reducir el colesterol bueno (HDL) y aumentar el colesterol malo (LDL), lo que dificultará la eliminación de grasas, elevará la presión arterial y hará que la glucosa presente valores anormales en sangre. En las mujeres esta falla metabólica resulta en lo que se conoce como síndrome de ovarios poliquísticos. Según la Organización Mundial de la Salud, la resistencia a la insulina afecta en la actualidad al 19.30 % de la población mundial, de la cual el 42 % son mujeres y el 64 % hombres. Según el doctor Mark Hyman, director del Instituto de Medicina Funcional de Estados Unidos (IMF), el 90 % de las personas que padecen esta afección aún no han sido diagnosticadas. Y eso no es solo triste, sino grave, porque resulta en un círculo vicioso, pues el páncreas —que es la glándula encargada de producir la insulina— seguirá segregando la hormona durante más tiempo y esforzándose el doble, lo que eventualmente hará que entre en falla y no pueda cumplir con su función principal. Cuando ocurre esto, hablamos de una diabetes tipo 2, lo que genera un riesgo inminente no solo para la salud y la calidad de vida, sino para la vida misma.

Con un panorama así es evidente que nos encontramos frente a un enemigo silencioso que, por un lado, altera el cerebro, no nos deja parar de comer y genera procesos adictivos como cualquier otra droga, y, para rematar, nos puede causar diabetes y en las mujeres síndrome de ovario poliquístico, problemas hormonales e incluso esterilidad.

Ya con una idea de lo que sucede en nuestro organismo a nivel físico cuando consumimos azúcar, y en el entendido de que los ultraprocesados nos generan adicción al causar un placer en el cerebro parecido al de la heroína, el alcohol o el sexo, es hora de entrar en algo más profundo e incontrolable para muchos: las emociones que nos llevan a comer sin parar.

¿Hambre real o emocional?

Existe un ejercicio que siempre les comparto a mis pacientes para que puedan diferenciar entre el hambre real y la ansiedad o hambre emocional. Cuando tienes hambre real, se te antoja comida salada, como carnes, vegetales, pescados, pollo, etc. Ese tipo de hambre la sientes con un dolor en la boca del estómago que no se te quita con nada más que comiendo. Por el contrario, cuando tienes ansiedad o hambre emocional, te da antojo de algo dulce, con azúcar, de panadería o de paquete.

No sé si te ha pasado lo siguiente: comes y después de una o dos horas te dan muchas ganas de comerte algo dulce. Acá hay dos opciones: o no comiste unas porciones adecuadas de proteínas y grasas saludables, y por lo tanto no quedaste saciado(a), o simplemente tu cuerpo te está pidiendo «endulzar» lo que sea que te esté pasando al retomar tu actividad. Te voy a poner un ejemplo. Patricia trabaja en una oficina como asistente de un ingeniero. Desayunó huevos con pan. Almorzó pollo, arroz y vegetales, pero a las dos horas de haber comido siente antojo de un pastel. Al regresar de su hora de comida, el jefe le envió a Patricia un correo electrónico pidiéndole unos documentos que ella no tenía listos aún. Ella sabe que, de no completar su tarea a tiempo, podrían despedirla. A primera vista pareciera que Patricia es antojadiza y le gustan los postres, pero, si analizas, esta mujer regresó de comer y lo primero que recibió fue una noticia que la ponía en apuros y que además la llenó de incertidumbre, porque no sabía si podría ser despedida de la oficina por no haber hecho una tarea importante. ¿Te das cuenta cómo detrás de un antojo por algo dulce hay una emoción de miedo, incertidumbre o angustia?

Esto es a lo que los psicólogos llaman «hambre emocional». Consiste en usar la comida para resolver problemas y episodios de estrés o de tristeza. Para los especialistas se trata de un trastorno alimentario, que nos hace confundir nuestros sentimientos con el hambre. De esta manera, la persona entra a comer de forma impulsiva sin realmente tener apetito.

Me pareció interesante la manera como la autora Geneen Roth describe la alimentación emocional en su libro *Free from Emotional Eating*. Allí asegura que se trata de un lenguaje propio, como los jeroglíficos o el braille. Según esta experta en emociones, en lugar de ignorar el hambre emocional, debemos enfocarnos en conocerla, pues nuestra relación con la comida expresa una verdadera necesidad y, si no escuchamos lo que nos quiere decir, será imposible cambiar nuestros hábitos y perder peso de forma permanente. Esta teoría me parece espectacular, pues solo hasta que entendemos qué nos está queriendo decir un antojo o esas ganas de comer hasta casi estallar, no se detendrán los ataques compulsivos por la comida.

Todo comienza en la infancia

En un *live* que tuve hace un tiempo en mi cuenta de Instagram con la psicóloga mexicana Cathy Calderón de la Barca, ella nos explicaba que el hambre emocional y la relación con los alimentos están absolutamente *condicionadas por lo que sentimos desde los primeros momentos de vida*. Al tomar pecho, el bebé recibe alimento, placer y cariño por parte de la madre. Este acto hace que desde niños convirtamos el acto de comer en uno placentero. Entonces, cuando nos sentimos tristes, desamparados o con incertidumbre, acudimos a la comida, pues desde nuestras primeras memorias lo asociamos con un acto lleno de amor y placer.

Con esto en mente y a sabiendas de que desde niños consideramos el alimento como una fuente de amor y protección materna, analicemos qué sucede con el paso de los años. Pues bien, cuando llegan los momentos difíciles, nuestras luchas internas, los problemas que tenemos y que hemos callado, estos terminan por desencadenar un impulso inconsciente por llenar nuestra boca de comida para así no pronunciar palabras con una carga emocional que pueda asustarnos. En su libro, *Alimentación emocional,* la psicóloga Isabel Menéndez lo explica de una forma muy clara al decir que «la boca que se cierra y se abre a la comida es la misma boca que quiere hablar». Es el mismo lugar por donde entra la comida y por donde salen las palabras.

Quizás con el ejemplo de Adriana puedas entender un poco mejor el vínculo entre las emociones y el hambre. Adriana es una paciente de 22 años, estudiante de comunicación social que tiene el sueño de convertirse en presentadora de televisión, y que llegó a mi consulta con 12 kilos de sobrepeso. Ella estaba traumada con su peso y lo único que quería era bajar esos kilos que había ganado durante su intercambio, cuando salió de la escuela y se fue a estudiar a Francia.

Venía de una familia acomodada, tenía una hermana menor y había pasado toda su vida en casa de sus padres, quienes desde niña la consentían mucho y le daban todo el gusto en cuanto a viajes y lujos materiales, y también le permitían comer lo que ella quisiera. Cuando comenzamos la sesión, Adriana estalló en llanto y me dijo que estaba desesperada porque ni siquiera tomando calmantes psiquiátricos podía controlar sus ataques por comer.

Adriana había estudiado en una escuela para mujeres, en donde la envidia estaba muy presente. Desde muy pequeña, y por ser la mayor de solo dos hermanas y con 10 años de diferencia, ella había sido la reina de la casa. Era la primera hija, la primera nieta y la primera sobrina de la familia materna y paterna.

Es decir, toda la atención de sus familiares estaba puesta sobre ella. Desde pequeña se caracterizó por tener un espíritu artístico y le encantaba actuar y cantar. Salía de la escuela a clases de baile y llegaba a casa a cenar con sus padres. Sus días transcurrían entre mimos y muy acompañada y apoyada por su niñera y su mamá, que estaban siempre a su servicio.

Pero cuando tenía 9 años su mamá quedó embarazada de nuevo y Adriana comenzó a tener sus primeros ataques de hambre emocional. Me contó que se encerraba en el baño de la escuela a comerse el *lunch* antes de tiempo, y les quitaba los sándwiches y los dulces a sus compañeras para comérselos ella. No lograba digerir que sus padres fueran a tener otra hija. Le parecía que su mamá estaba loca por estar embarazada de nuevo, y más de otra niña. Es decir, en su cabeza Adriana dejaría de ser la reina de la casa. Comenzó a comer de manera desaforada, tanto así que eso llevó a que se desarrollara más pronto de lo usual y con tan solo 10 años tuvo su primera menstruación.

Al contrario de lo que imaginó, se enamoró de su hermanita Luciana. Le parecía que era una muñeca de verdad, y desde el principio se dedicó a peinarla, vestirla y, cuando ya estaba más grande, a maquillarla y pintarle las uñas. La consentía muchísimo. Sin embargo, la buena relación que pudo crear con su hermana no hizo que el peso de Adriana se estabilizara. Todas las mañanas eran un drama, pues insistía en no querer ir a la escuela. Su mamá, Marina, no le prestó mucha atención al tema, porque pensaba que lo hacía solo porque era consentida. No tenía idea de que las compañeras de la escuela le hacían *bullying* a Adriana, porque ya tenía senos, ya menstruaba y era más pesada que las demás niñas. Nunca quiso contarle a su mamá lo que sufría por parte de sus compañeras, solo vino a confesármelo a mí 12 años después de los hechos. Tampoco quiso continuar con sus clases de danza, actuación y canto, y comenzó a encerrarse cada vez más en su habitación. Ya no quería pasar tiempo con su familia, ni siquiera con Luciana. Sus padres, preocupados, decidieron acudir a la psicóloga de la escuela, pero no hubo buena química entre ella y Adriana, y el intento por arreglar la situación fracasó.

Al graduarse de la escuela, ella decidió experimentar e irse de intercambio a Francia para vivir por seis meses con una familia distinta de la suya y aprender el idioma. En su casa vieron como algo muy positivo que Adriana quisiera, voluntariamente, irse de intercambio y salir del encierro en que vivía. Pero cuando llegó a Francia, se encontró con una familia en la que el padre era un granjero muy callado y su esposa la enfermera del pueblo en donde vivían. La pareja tenía una hija de 8 años, muy caprichosa, que solo gritaba y les daba órdenes a sus papás. Como Adriana aún no entendía el idioma, no entendía qué tanto era lo que la pequeña Emily gritaba. Su respuesta era sonreír y correr a encerrarse para evitar mayores problemas.

Como verán, el panorama de Adriana empeoró. Había huido de su país con la esperanza de escapar del encierro y rehacer su vida, pero había llegado a una casa en donde su hermana de intercambio era una dictadora que solo gritaba y a la que sus padres no le ponían freno. Siempre había detestado los gritos, la aterraban, entonces no paraba de llorar. Contaba los días para regresar a Colombia y abrazar a sus papás.

En Francia, Adriana no paraba de comer pan de chocolate y su digestión era pésima. Después de oír su historia me di cuenta de que ella tenía problemas estomacales por no ser capaz de digerir la soledad que vivía en Francia. A eso se sumaba la soledad que ya estaba viviendo en su propia casa y la imposibilidad de ajustarse a los cambios que se habían dado con la llegada de su hermana. Había pasado de ser el centro de atención en un hogar amoroso, con todas las comodidades, a estar en un país ajeno con un idioma que no dominaba, en una familia que no se parecía a la suya y con una hermana sustituta que solo gritaba y hacía berrinches todo el día.

Adriana se refugió en el pan de chocolate y los postres —que según ella sabían más rico que en cualquier otra parte del mundo— para sentirse acompañada y cobijada por el alimento, así como cuando era niña y su madre la protegía dándole pecho. Los atracones de comida y sobre todo de carbohidratos y azúcar suelen venir acompañados por esa necesidad. Emocionalmente, Adriana estaba pidiendo auxilio de manera inconsciente. Quizás quería aumentar su tamaño, a propósito, para hacerse notar y que los demás vieran que no estaba bien. Este tipo de comportamiento es muy común entre pacientes que sufren el abandono de sus padres cuando se divorcian, o que han sido violados, maltratados y vulnerados en su infancia. Ahora quiero que pienses en un flotador para alberca. Este por lo general se pone en los brazos o alrededor de la cintura de un niño o un adulto que no sabe nadar. Se usa para evitar que se ahogue. Pues bien, lo mismo sucede con la acumulación de grasa. A simple vista, pareciera que a Adriana le había salido panza y se había engordado por el exceso de pan y chocolate, que se convierte en azúcar, y que luego, por cuenta del exceso de glucosa, el cuerpo guarda como tejido graso. Pero más allá de eso, lo importante es ver qué le quería decir a Adriana ese sobrepeso. Por qué estaba queriendo agrandarse y hacerse notar. Cuáles eran las aguas en las que no era capaz de nadar y por qué necesitaba un flotador.

«Soy adicta al carbohidrato y al azúcar»

Era un martes lluvioso en Nueva York, ciudad en donde viví por dos años, cuando recibí la llamada de una amiga muy cercana que me pedía que atendiera de urgencia a otra amiga de ella que yo no conocía. Yo no estaba haciendo mucho esa tarde y accedí a atenderla, a pesar de que me tomaba fuera de mi horario laboral. Entramos a una reunión de Zoom, porque Paola —quien sería mi nueva paciente— vivía en Los Ángeles, California. Cuando nos conectamos, lo primero que me dijo fue: «Carolina, no te conozco, pero necesito que hagas magia conmigo. Llevo 37 años adicta al pan».

Al igual que Adriana, la paciente de la historia anterior, Paola era adicta al pan. Le fascinaba comerlo en todas sus presentaciones, en especial con chocolate y dulce de leche. Mejor dicho, azúcar, combinada con azúcar y más azúcar. Si bien el amor por el pan es un hábito muy común y la adicción a los carbohidratos y al azúcar también, el caso de Paola marcó mi vida. Bastó una sola sesión de terapia para que después de 37 años Paola dejara el pan para siempre. Han pasado 14 meses desde esa consulta y ella sigue sin tocar el pan. Ahora te voy a contar por qué.

A lo largo de este capítulo te he explicado que cuando consumimos mucha azúcar se genera una sobreproducción de insulina y que esta crea un círculo vicioso que nos hace comer y comer. Haz de cuenta que es como cuando presionas el botón de una máquina y esta comienza a funcionar; lo mismo sucede con nuestro cuerpo. Cada vez que consumimos carbohidratos y azúcar, el botón se prende y el cuerpo comienza a trabajar de manera constante. Entonces, una persona que come 5 o 6 veces al día está encendiendo este botón 5 o 6 veces. De igual forma, en tu cerebro se estimulan los centros de placer mediante la segregación de dopamina y, cuando el efecto acaba, vuelves a buscar comer para que el efecto de placer generado por la dopamina no te abandone. También he dicho que a nivel emocional acudimos a la comida como refugio para llenarnos la boca con algo que no hemos podido decir, o porque es la forma de generar placer y seguridad ante una situación que no sabemos cómo manejar.

En el caso de Paola entra a jugar una variable nueva y es que la adicción al pan y a las harinas refinadas está fuertemente marcada por la presencia del gluten. El gluten es una proteína que se encuentra en muchos cereales como el trigo, la cebada y el centeno, y que en varios estudios clínicos se ha demostrado que afecta el intestino delgado al atacar las vellosidades que lo recubren y que son las encargadas de absorber los nutrientes de los alimentos. Pero más allá de eso, el gluten a nivel de arquetipo inconsciente, representa la unión y la familia. Por eso cuando tienes una intolerancia o una alergia a esta proteína suele haber algo pendiente por sanar en tu relación familiar, específicamente con la figura del padre. Y te preguntarás qué tiene que ver esto con el caso de Paola. Pues que cuando me confesó su gran adicción al pan, el chocolate y el dulce de leche, de inmediato le pregunté por la relación con su padre. Ella abrió sus ojos con total extrañeza y me dijo: «¿Mi padre? Él nos abandonó cuando mi mamá estaba embarazada, yo ni siquiera lo conozco».

Apenas escuché esas palabras, supe que su adicción por el pan se debía a ese conflicto que tenía por la ausencia de su padre. Creció con la idea de que cuando su madre quedó embarazada, por tratarse de un embarazo no deseado su padre las abandonó. Él tenía otra familia y con la madre de Paola sostenía una relación extramarital. Esta se había enamorado perdidamente de él y pensó que, dándole un hijo, se quedaría con ellas, pero no fue así.

Paola creció en un hogar conformado por ella, su abuela y su madre, que trabajaba como empleada doméstica y tenía que salir de la casa desde muy temprano y llegaba tarde en la noche, pues su lugar de trabajo era bastante lejos. Paola, por su parte, tuvo que aprender a hacer las labores del hogar desde los 6 años. También creció rodeada por primos hombres que la golpeaban y le decían que las niñas debían aprender a jugar futbol e irse a los golpes para que nadie les hiciera daño.

Cuando me contó que le había tocado defenderse siempre de los hombres y que carecía de la presencia de su padre, entendí que estaba sentada frente a una guerrera que desde niña había debido asumir un papel masculino en su hogar y que había tenido que madurar a la fuerza pues, según lo que recuerda, desde siempre su abuela estuvo muy enferma y su madre trabajaba de sol a sol para poder solventar los gastos de la familia.

Le pregunté: «Pao, ¿recuerdas cuándo fue la primera vez que comiste pan?». Hoy me da risa escribir esa pregunta, porque me viene a la memoria la cara que me hizo. Me abrió los ojos y me miró como pensando: ¡Esta mujer está loca! ¿Cómo me voy a acordar cuándo fue la primera vez que comí pan?

Ante un silencio prolongado le replanteé la pregunta: «¿Qué sientes cuando comes pan?». Entonces me respondió sin pensarlo: «Me siento en paz, siento calorcito de hogar y placer. Me recuerda al pan con queso y chocolate que me daba mi abuela. Ella me contaba que era la comida favorita de mi papá y que cuando visitaba a mi mamá siempre comía pan con queso y chocolate». Inmediatamente hice la relación, Paola era adicta al pan porque era lo único que le permitía recordar a su papá. Era el vínculo que ella sentía que la conectaba con el hombre que le había dado la vida pero que había desaparecido y que nunca había podido conocer.

Cuando hablamos de su papá ella lloró mucho. Me dijo que su mayor deseo en el alma era conocerlo, así fuera solo por cinco minutos. Que incluso había tenido contacto con los otros hijos de su padre por medio de las redes sociales, pero no había logrado contactarlo. Llevaba 37 años sin saber quién era él. Pero la emoción más fuerte era la rabia que sentía por el abandono. Al final, aquel hombre no solo había dejado a su mamá sino a ella, negándole unas mejores perspectivas de futuro. A Paola le había tocado huir del país, hacer toda una travesía para llegar a Estados Unidos y así brindarle una mejor calidad de vida a su familia. Lo que llevó a Paola a entender su adicción fue hacer conciencia de que lo que en principio parecía añoranza y melancolía, era realmente ira hacia su padre. Necesitaba sanar para poder dejar de comer pan. Dos días después de esa consulta me llamó feliz —con tal emoción que gritaba por la bocina del teléfono— para contarme que por primera vez en su vida llevaba 48 horas seguidas sin querer probar pan. Antes de nuestra plática su dosis diaria era de una baguette entera.

Si eres hijo de padres divorciados, si creciste lejos de tu padre, si has tenido un padre físicamente presente pero emocionalmente ausente, si tu relación con tu papá es complicada y sientes que tienes una adicción a los carbohidratos y al azúcar, es importantísimo que hagas conciencia de que debes sanar eso. Cuando entiendes que tu problema es una emoción que estás reprimiendo y que aún no perdonas algo sobre tu familia, ese día comenzará tu proceso de sanación con el primer paso: la ACEPTACIÓN.

Subí de peso después de una ruptura amorosa

Edgardo, mi esposo, llevaba 16 meses desde el diagnóstico de glioblastoma, un cáncer en el cerebro tan agresivo, que las esperanzas de vida desde el comienzo eran prácticamente nulas. Eran las 6:25 de la tarde del domingo 13 de diciembre de 2020, cuando su respiración se hacía cada vez más fuerte como si se tratara de un ronquido. La llamita de su vida se apagaba y el amor de mis últimos 5 años de vida estaba a punto de partir.

Desde que me mudé a Estados Unidos, hace 10 años, me convertí en una mujer muy fuerte y siempre luchadora. En Colombia dirían: «Una berraca». De niña me caracterizaba por ser noble, sumisa y miedosa. Mi madre había tenido un embarazo complicado y sus nervios los somaticé desde el vientre, algo que a lo largo de la vida se vino a reflejar en mis problemas digestivos, con un estreñimiento muy complicado de manejar y que más adelante te explicaré de forma más detallada.

Desde que me mudé a Estados Unidos, la vida me puso pruebas duras, pero, sobre todo, retos que siempre abordé con muchísimo amor y buena actitud. Sin duda, la llegada de la enfermedad de mi esposo fue sumamente complicada para nuestro hogar, pero para mí, como esposa, cuidadora y nutricionista holística y biosanadora, fue el mayor reto de mi vida. Y hablo de reto, porque desde el primer día en que supimos el diagnóstico, en mi casa se hizo todo menos lo que yo sabía por experiencia nutricional, y la dieta de Edgardo era rica en azúcares y carbohidratos. Como era mexicano, solo comía tacos y cosas que no ayudaban con su cáncer. Las células cancerígenas se alimentan de azúcar, y si queríamos liberar al cuerpo de ellas, debíamos lograr que su cuerpo entrara en autofagia a través del ayuno y de una alimentación con cero azúcares.

Sé que acabo de lanzarte un término que quizás no conocías. La autofagia es un mecanismo natural de regeneración que ocurre en nuestro cuerpo. Para explicarte de qué se trata, quiero remitirme al científico japonés Yoshinori Ohsumi —ganador del Nobel de Medicina en el 2016 por su investigación sobre los mecanismos de la autofagia—, que puso énfasis en la importancia de este mecanismo en enfermedades neurodegenerativas. En la autofagia el cuerpo hace un proceso de «comerse a sí mismo». Es decir, en términos coloquiales, el cuerpo se come a sus propias células para regenerarse y esta regeneración sirve como combustible para la recuperación.

Pero como no todo puede ser como uno quiere y cuando uno quiere, recordaba el sabio consejo que me había dado mi amigo, el doctor Carlos Jaramillo: «Carola, acompaña a Edgardo en su enfermedad. Él ya decidió. Tú no puedes caer en el papel de ser su madre». Duele, no lo niego. El ego lo invade a uno. La rabia sumada a la preocupación hacía que entrara en tal estado de impotencia que desarrollé una condición en las muñecas de mis manos que se llama tenosinovitis. Los problemas en las muñecas están relacionados biológicamente y de forma emocional con el trabajo, marcan la sensación de tener las manos atadas para trabajar. Eso era lo que me estaba pasando a mí, me sentía con las manos atadas a la hora de poder ayudar a Edgardo. Me daba muchísimo dolor saber que, para él, la quimioterapia, la radioterapia y todos los medicamentos que le enviaba el neuroncólogo eran suficientes, y que creyera que con eso se iba a salvar.

Te juro que por todos los medios busqué ayuda. Le dije las cosas con amor, traté de explicarle, me gradué de cuanta certificación en emociones y alimentación pude hacer, leí todos los libros sobre enfermedad y cáncer que encontré. Mejor dicho, en esos 16 meses, entre las idas a cuidados intensivos y las largas horas de quimioterapia y tratamientos en el hospital, me gradué de una universidad.

Estaba muy asustada, porque yo era la enfermera de Edgardo, y también su esposa, su abogada (bendigo el momento en que en Telemundo me dieron la oportunidad de especializarme en periodismo legal) y la conductora del auto. Era yo quien debía llevarlo a terapia, ayudarlo a vestirse y hacer todas las labores que hace una madre cuando tiene a un hijo enfermo. Por su condición, Edgardo convulsionaba con frecuencia y ya no podía valerse por sí mismo. Comenzó a caminar cada vez más lento, luego a usar un bastón para sostenerse, hasta que terminó en silla de ruedas pues le costaba muchísimo trabajo controlar su cuerpo. Mi esposo, día a día, se apagaba, y su cuerpo se degeneraba cada vez más. En 16 meses fui testigo de la degradación que tiene un ser humano de manera natural en 30 años de vida. En menos de tres meses pasó de caminar, a terminar acostado en una cama sin poder moverse y teniendo que usar pañal.

Tenía 52 años y era un reconocido presentador de noticias en Estados Unidos. Un hombre guapísimo y con un don de gente impresionante. A donde fuera, la gente lo adoraba. Saludaba de beso a todas las televidentes, les hacía donaciones, era un hombre muy generoso, y su corazón enamoraba a quien se le cruzara por enfrente. Como su esposa, agradezco a Dios que me hubiera enviado a un hombre tan dadivoso, fue una bendición ser parte de su vida y convertirme en su «bebé». En todas partes les decía a médicos, enfermeras, amigos, que a sus 50 años había conocido al amor de su vida, pero que él sabía que pronto partiría de este mundo y les pedía que me cuidaran. Hoy escribo esto y se me inundan los ojos de lágrimas al recordarlo con tanto amor.

Si bien te he contado un poco de la historia de la enfermedad de mi esposo, creo que de cierta manera puedes intuir la impotencia y angustia que viví. Lo que yo estaba viviendo era el proceso normal que vive cualquier familiar de un paciente terminal, pero en mi caso estábamos él y yo solos en Nueva York, una ciudad que para mí era completamente nueva, donde la familia más cercana estaba a 6 horas de vuelo. Además, en esas circunstancias nos encontró el encierro de la pandemia de covid. El panorama era bastante complicado.

Te confieso que nunca he amado el ejercicio, ni lo he practicado voluntariamente porque me da mucha flojera, pero en esos momentos tan duros, moverme se convirtió en mi gran aliado. Como estábamos encerrados por la pandemia, convertí mi casa en un gimnasio. Compré pesas y hasta un trampolín en el que saltaba durante una hora todos los días. Eso era lo más divertido. Además, me servía de terapia psicológica y de ejercicio cardiovascular. Hacer deporte se convirtió en mi mejor medicina. Me permitía enfocarme en mí, organizar mi cabeza para responder las miles de llamadas con los médicos, las peleas con el seguro médico, a ayudar a Edgardo con temas legales y a organizarnos para un desenlace que era inevitable, el de su partida.

En medio de todo, me siento realmente afortunada de haber sabido desde un comienzo que Edgardo tenía pocas probabilidades de vida, porque eso nos permitió organizarnos legalmente, hacer su testamento y dejar todo arreglado. Yo había sido su novia durante 5 años, pero desconocía por completo temas delicados de su pasado y nos enfrentábamos a una enfermedad cerebral por la cual en cualquier momento podía perder la memoria o el conocimiento. Estábamos en una carrera contrarreloj y resolviendo en meses una vida de 52 años, todo con la idea de que al final él se dedicara a descansar el mayor tiempo posible.

Como podrás notar, la vida estaba poniendo a prueba mis recursos periodísticos. Llamar, buscar, organizar, documentarme, esta enfermedad había llegado a mí como una tesis para graduarme de la universidad de la vida.

Después de leer puede que pienses: pobre niña, a sus 30 años sola en Nueva York y enfrentando semejante tragedia. Pero te aseguro que nunca me sentí desamparada. Recuerdo las palabras de mi mejor amiga en Colombia, Catalina Cifuentes, cuando me llamó un día y me dijo: «Carito, la vida siempre te manda más fuerza. Hay días en que sentimos que no damos más, pero Dios es tan increíble que al otro día vas a sentir más fuerza y más fuerza. Si esto llegó a ti es porque tienes la fuerza para enfrentarlo». Y sí, definitivamente, Dios sabe cómo hace todo y a quién le manda cada tarea. La mía estaba clara. Había salido de Miami para ir a cuidar a Edgardo. Esa era mi misión, cuidar al amor de mi vida, a mi esposo, darle el amor que ninguna enfermera podía darle, estar junto a él hasta su último respiro.

Las cosas comenzaron a ponerse difíciles 13 meses después del diagnóstico. Cada día se demoraba más en procesar la información y preguntaba las cosas varias veces. Era como Dori, el pececito de la película de Disney *Buscando a Nemo*, que preguntaba mil veces lo mismo.

Recuerdo el 4 de septiembre del 2020, cuando fuimos al hospital y le hicieron una resonancia magnética de cerebro. La neuroncóloga —con lágrimas en sus ojos porque adoraba a Edgardo— nos dijo: «El tumor no está respondiendo a ningún tratamiento y está invadiendo el cerebro. —Y dirigiéndose a él—: Además, debo dejarte hospitalizado porque tienes coágulos en los pulmones y pueden subir al cerebro o generar una embolia pulmonar». A pesar de saber que él no se iba a recuperar, cada noticia sobre el avance inminente del cáncer me dejaba sin aliento. Inmediatamente llamé a mis papás, quienes fueron mi fuerza durante toda la enfermedad de Edgardo y mi mayor bendición, y juntos creamos un plan de ayuda.

Mi mamá, la mejor cuidadora que he conocido en este mundo, se iría a Nueva York en un vuelo humanitario a ayudarme. El hospital nos dio una autorización para que ella pudiera acceder a ese vuelo humanitario y apoyarme con el cuidado de Edgardo. Mi padre —que es mi ángel de la guarda y el amor de mi vida— llegaría junto a mi hermana Andrea —mi pedacito de alma— al mes siguiente, cuando autorizaran los vuelos comerciales. Durante cuatro meses mi familia dejó todo en Colombia para acompañarme hasta el momento del descanso de Edgardo. La familia Novoa Arias se encargaría de cuidar a mi «pedacito», como le decía yo a él, para que se sintiera rodeado por todo el amor y así pudiera sobrellevar la enfermedad mucho más tranquilo.

Por políticas sanitarias de la covid a los familiares de los pacientes no nos dejaban entrar al hospital. Nueva York era para ese momento el epicentro de la pandemia. Pero claro, como buena y recursiva periodista colombiana, logré sacar un permiso mediante el que me autorizaron acompañarlo 24 horas de los 7 días de la semana.

Nadie podía dormir en el hospital por la covid, pero yo logré armar una trinchera entre almohadas y sábanas, que las enfermeras me llevaban sin que nadie se diera cuenta, para acompañarlo. Él era muy nervioso y si no estaba «su bebé» a su lado entraba en pánico. Era increíble cómo cada día el sistema nervioso lo hacía más dependiente de mí. Logramos una relación hermosa entre cuidador y paciente, que se alimentaba del gran amor que nos teníamos.

Como has podido ver a lo largo de este capítulo, la vida me fue preparando mes con mes para el descanso de mi esposo. El tema de la muerte, o partida, de un ser querido no es nada fácil. Así uno los vea sufrir y sepa que lo mejor es que descansen, el amor que les tienes hace que inconscientemente te resistas a la idea de que la persona ya no vaya a estar contigo. Pero como dice Santiago Rojas Posada en su libro *El manejo del duelo*, la pérdida de un ser querido siempre será difícil, pero nuestro sistema de creencias lo hará más manejable. Y eso era lo que me sucedía a mí. Por mi profesión, y el trabajo espiritual que hago en terapia con tantos pacientes, había entendido que el alma de Edgardo había decidido descansar a través de ese cáncer y que mi alma había elegido acompañarlo en ese proceso. Quizás para unos suene descabellado, pero a nivel espiritual soy fiel creyente de que las almas decidimos encontrarnos y acompañarnos en procesos determinantes, y así como para unos podría ser coincidencia que yo me mudara a Nueva York y a los pocos días recibiéramos el diagnóstico, para mí todo era parte de un plan divino en el que la vida me daba la gran tarea de cuidar a mi mejor paciente: mi esposo.

Te quise compartir mi historia personal en este capítulo, porque es el duelo que viví en carne propia. En esta narración te he contado lo que ocurrió durante todos esos meses, tan largos y tan cortos a la vez, pero aún no te he hablado acerca de cómo se comportó mi cuerpo, más allá del problema en las muñecas.

Si bien soy una mujer sumamente disciplinada en mis hábitos alimenticios y fui como un militar con el ejercicio en esa época, en los últimos meses de vida de mi esposo dejé de lado la rigidez al hacer dieta y cuidarme en la alimentación de forma tan estricta. Me permití vivir esa relajación, porque quería escuchar a mi cuerpo y comprender qué estaba sucediendo dentro de mí. Era evidente que me iba a enfrentar a un proceso de pérdida en el que la angustia cada día era mayor, y, sobre todo, la frustración al ver cómo Edgardo quedaba cada vez más inhabilitado me destrozaba el alma, pero en ningún momento podía flaquear ni destrozarme. Tenía que ser la viga de mi hogar y estar fuerte para que mi esposo y mi familia se dieran cuenta de que yo estaba bien y que íbamos a seguir adelante.

En Nueva York teníamos unos amigos que se convirtieron en familia y que durante estos meses nos consintieron cocinando delicias dominicanas, colombianas, argentinas y mexicanas. Doña Carmen y don Belanchito, los padres de Endy, uno de los mejores amigos de Edgardo, de origen dominicano, y la familia Zidan, Juan Pablo Olave y Vero, unos amigos encantadores, y, por supuesto, Cristina Schwarz, gerente de Telemundo en Nueva York y gran amiga, se encargaron de alimentarnos y cuidarnos durante estos meses. Todos los días recibíamos regalos y delicias culinarias que en un comienzo yo no comía, pero que, en medio de aquella tristeza y agradecida por tanto amor, comencé a disfrutar. Esto era algo nuevo para mí, porque siempre he llevado una dieta estricta y baja en carbohidratos. Por primera vez me estaba dando la oportunidad de comer más de lo habitual y de disfrutar un poco más de los postres, aunque lo hacía únicamente los fines de semana.

Sin duda subí de peso. ¿Cuánto? No tengo ni la más mínima idea, porque no me peso, y además en Nueva York, en pleno invierno, uno vive completamente cubierto con varias capas de ropa, así que ni siquiera se notaba. El hecho es que desde octubre, cuando la enfermedad comenzó a agudizarse, y hasta los meses posteriores a su descanso, yo comí chicharrones y pasteles de chocolate. Me daba más permiso de comer alimentos ricos en azúcar y carbohidrato. ¿Por qué? Como lo habrás podido ver a lo largo de este libro, ese tipo de alimentos me hacían sentir protegida, liberaban dopamina en mi cerebro y de esta forma sentía un placer efímero que contrarrestaba la angustia y tristeza que vivía. Nunca me juzgué. No estoy justificando que por tener a un marido en ese estado tenía carta blanca para comer de manera desmedida, simplemente quiero compartirte lo que viví.

Cuando nos enfrentamos a la muerte de un ser querido, a la pérdida de un trabajo o a la ruptura de una relación de pareja, entramos en una etapa de duelo. Se vive un duelo en el momento en que algo a lo cual estamos apegados deja de estar con nosotros y se aleja de nuestra vida. A nivel fisiológico, el duelo es un estresor a largo plazo que viene acompañado en muchos casos de insomnio, cambio de hábitos, subida o bajada de peso, nostalgia, tristeza y, sobre todo, mucho desasosiego.

Expertos aseguran que los cambios bruscos de peso durante el duelo son provocados por un desajuste fisiológico, pero también porque se usa la comida como un regulador de las emociones. Es decir que acudimos a ella sobre todo para calmar la ansiedad y con el deseo de llenar el vacío de la persona o el trabajo que ya no está. Así como en los casos que vimos en los capítulos anteriores, donde hablábamos de personas que fueron abandonadas por su padre o cuyos padres se habían divorciado o que se sintieron solas a lo largo de la infancia, cuando un ser querido parte de nuestra vida, entramos en primer lugar en un modo de negación en el que nos cuesta aceptar esta nueva etapa. Pero, así mismo, comienza un proceso de reajuste e incertidumbre que nos hace sentir mucha angustia.

Yo lo viví. A mí nadie me lo tuvo que contar. Pasaba de haber estado con un caballero que durante los últimos 5 años de mi vida se había dedicado a consentirme, a darme todo su amor, a ofrecerme estabilidad económica, a ser mi proveedor, mi amor, mi amigo y mi paciente, a comenzar de un día para otro una vida nueva sin él. A levantarme y ya no verlo. Estaba llena de deudas médicas, pues él había sido sometido a dos cirugías de cerebro abierto y a 16 meses de quimioterapia y radioterapia que el seguro médico se rehusó a cubrir en su totalidad. Quienes viven en Estados Unidos conocen el costo de la salud en ese país y podrán entender un poco más el panorama.

El hecho es que el cuerpo es muy inteligente y comienza a manifestarse de diferentes maneras ante una pérdida. Algunos nos agrandamos comiendo de manera inconsciente, pues es el recurso que tiene nuestro organismo para llamar la atención sobre lo que está ocurriendo y no estamos atendiendo. Cuando subes o bajas de peso en esta etapa, no lo veas como algo malo, tu cuerpo simplemente está gritando para que lo escuches. Vuelvo a los consejos que da Santiago Rojas sobre esta etapa. Por un lado, nos invita a entender que nadie supera un duelo en horas o días. Por el otro, nos pide que nos demos permiso para ser auténticos y vivir el duelo de manera natural, sintiendo, llorando y desahogándonos. También plantea que la finalidad del duelo no es superarlo, pues la realidad es que la tristeza no dejará de estar presente. El ser querido que ya no está presente seguirá ofreciendo enseñanzas y permanecerá junto a nosotros y aquí lo interesante, a mi modo de ver, será aprender a caminar con su ausencia física pero siempre teniendo en cuenta su presencia emocional y espiritual, como bien lo plantea Rojas en su libro *Bienvenida muerte*.

Leía el otro día la nueva versión del famoso libro *El secreto*, titulada *El secreto más grande*, en el que la autora Rhonda Byrne centra su atención en el apego e insiste que es ese sentimiento hacia las cosas físicas y los seres humanos lo que nos convierte en seres tan vulnerables y que, cuando algo o alguien ya no está, nos invade el miedo, pues creemos que perdimos el rumbo de nuestra vida. Es exactamente lo que sucede cuando una persona entra en duelo por algo o alguien que ha perdido.

Jaime Jaramillo, conocido como «Papá Jaime», plantea en su libro *Te amo… pero soy feliz sin ti* que vivimos en una sociedad en la que dependemos de otra persona para poder vivir. Y la realidad es que esto es parte de la naturaleza humana. Pensemos, por ejemplo, en un bebé. Un bebé no puede sobrevivir si no es con la ayuda de su mamá. Desde que nacemos dependemos de que nuestra madre nos alimente, nos cambie el pañal, nos atienda y cuide. Casi todos los animales, en especial los mamíferos y las aves, nacemos y crecemos en un sistema de codependencia natural. No estoy diciendo que eso esté mal, el problema surge cuando psicológica y emocionalmente dependemos de otras personas o cosas para ser felices. Es por esto que yo no le temo al duelo, sino que por el contrario me parece un proceso hermoso que todos vivimos en alguna etapa de nuestras vidas.

Vivimos duelos en el momento en el que lloramos cuando nuestra mamá nos deja por primera vez en el jardín de niños y no queremos deprendernos de ella, el día en que nos casamos y salimos de la casa de nuestros padres, cuando terminamos con una pareja, cuando nos despiden de un trabajo y cuando muere un familiar. Son cierres de ciclo y la única manera de transitarlos es viviéndolos, aceptándolos y escuchando a nuestro cuerpo.

Mi invitación en este capítulo es a que seas amable contigo o con quien esté viviendo un duelo. Te lo digo porque me pasó. Al día siguiente de la muerte de mi esposo, tuve que levantarme y comenzar a trabajar. No tenía otra opción. No tuve ni el tiempo ni la cabeza para sentarme a llorar y esperar a que la vida se resolviera por sí misma. Conté con el amor de mis papás y de mi hermanita, pero tuve que pararme y retomar mi profesión. También sentí la necesidad de documentar en mis redes sociales el paso a paso de la muerte de mi esposo y los momentos de mi duelo, porque sabía que como yo —y más en tiempo de covid— muchísimas personas estábamos pasando por lo mismo. Y quizás algunas no tenían mis herramientas sanadoras para superarlo.

Muchas veces juzgamos a las personas porque pensamos que hicieron un duelo rápido o criticamos a quienes duran años en su proceso. Sin embargo, nadie más que quien vive el duelo sabe cuánto tiempo necesitará para sanar su corazón. Es importante respetar el duelo de los demás y no opinar. La persona que está viviéndolo sabe perfectamente que los demás están preocupados por ella. No es necesario criticarla ni juzgarla. Sé amable y rodéala de amor. Si perdió a un ser querido, o algo que materialmente era importante, seguro no está pasándola bien.

Supongo que muchos quedaron con la duda de si subí de peso. La respuesta es: sí. Ahora, ¿que si me arrepiento de haberme dado más permisos para comer? La respuesta es: no. Cada momento de la vida tiene sus etapas y la clave está en saberlas vivir con amor y abordarlas de forma cariñosa.

Me duele la cabeza

Lorena me contactó a través de Instagram para pedirme una cita de urgencia. Estaba sufriendo con una migraña desde hacía más de 20 días y por más medicamentos que tomaba no lograba mejorar. Había acudido al neurólogo y le habían realizado una resonancia cerebral, que por fortuna no arrojó ninguna anomalía. Sin embargo, el neurólogo le había recomendado que tomara Advil o Tylenol, porque no había nada más que hacer. Lorena seguía mis *tips* de Instagram y me contaba que con frecuencia se amarraba un pañuelo bañado en alcohol en la sien para mejorar el dolor. Pero en esta ocasión no le había funcionado. También había intentado masticar hielo y hacer yoga. Nada mejoraba sus dolores.

Cuando tuvimos nuestra primera consulta, le pregunté a qué se dedicaba y me contó que era la gerente de un reconocido banco y que la carga laboral desde que comenzó la pandemia había incrementado. Trabajaba desde su casa y comenzaba a muy tempranas horas de la mañana, pero la mayoría de los días seguía su jornada laboral hasta más allá de las 9 de la noche. Algunos meses antes el presidente del banco le había asignado nuevas responsabilidades y aunque ella sentía que era un honor servirle, cada vez cargaba con más cosas.

Lorena y su esposo eran ambos banqueros, y como trabajaban muchísimo no estaba entre sus planes tener hijos. Además de sus dolores de cabeza, tenía un estreñimiento crónico e iba al baño muy esporádicamente. Me contó que tenía que tomar laxantes 1 o 2 veces a la semana, de lo contrario le era imposible hacer una deposición.

Era evidente que la migraña de Lorena era generada por el estrés y su digestión empeoraba el cuadro clínico. Y probablemente te preguntarás, ¿qué tiene que ver la digestión con la migraña? Pues debo decirte que tiene todo que ver. Vamos a comenzar por lo más sencillo. El intestino y la cabeza están conectados pues en ambos lugares se encuentra nuestro cerebro. Así como nuestra cabeza es responsable del funcionamiento del cuerpo, el intestino es el encargado de digerir y procesar todos los alimentos que consumimos, es decir, que el intestino es el responsable de procesar el combustible que entra a nuestro organismo. Allí también se encuentra el centro de la microbiota, que es el cultivo de bacterias y otros microorganismos que colaboran en todas las funciones del cuerpo y de cuyo balance depende gran parte de nuestro bienestar y salud. Existen estudios que demuestran que las afecciones digestivas, como el síndrome del intestino irritable y la enfermedad celíaca, están relacionadas con las migrañas. Según el médico Joan Izquierdo Casas, miembro de la Sociedad Española de Neurología, el 87 % de las migrañas son de origen digestivo y se deben mayoritariamente a la ingesta de alimentos ricos en histamina, como los embutidos, los mariscos, los atunes en lata, la leche, los quesos, el chocolate, el aguacate, algunos frutos secos y el alcohol.

Pero antes de continuar creo que es importante diferenciar las migrañas de los demás tipos de dolores de cabeza. En términos generales podríamos decir que existen tres tipos de dolor de cabeza o cefalea:

- *Dolor tensional*: Está relacionado con la carga de estrés, que genera una contractura de los músculos que rodean la cabeza. Este tipo de dolor también tiene relación con los hábitos alimenticios.
- *Migraña*: Se origina porque hay mala regulación de la sangre en el cerebro. En la mayoría de los casos se desencadena por cambios hormonales, estrés, bebidas energizantes y ciertos alimentos. Las migrañas pueden causar palpitaciones en la sien, sensibilidad a la luz, al sonido, y hasta náuseas y vómito.
- *Presión arterial alta*: Se da porque la sangre entra al cerebro con una rapidez y una fuerza que presiona los nervios de la zona.

En el caso de Lorena era migraña. Los dolores la hacían aislarse, no soportaba el ruido y le daban muchísimas náuseas. Incluso en algunas ocasiones llegó a pensar que estaba embarazada. Pero más allá de lo físico, había algo muchísimo más profundo en su caso. Ella acudía a mi consulta porque quería encontrar la raíz del problema. Sabía que su jaqueca le estaba gritando algo, pues 20 días con el mismo dolor no era casualidad y su cabeza le estaba pidiendo auxilio.

Cuando intentamos ir al origen de una enfermedad, primero debemos centrarnos en el tipo de alimentación que tiene el paciente, para después analizar qué está sucediendo en su vida personal y qué está pasando con sus emociones. Cuando queremos una sanación integral, no podemos ignorar ninguna de las variantes: alimentación, emoción y espiritualidad.

La biodecodificación de emociones es una herramienta que busca el significado emocional de cada enfermedad para sanarla de raíz. Para quienes nos centramos en la biosanación, bioneuroemoción y biodecodificación, las células del cuerpo contienen información de lo que cada persona ha vivido a lo largo de su vida y creemos que por eso actúa de x o y manera. Cada ser humano tiene una historia que viene marcada por los padres que elegimos, la familia y el contexto en los que crecimos, la cultura, las vivencias y los hábitos que tenemos. Y por más que tengamos hermanos con los que compartimos el mismo vientre, cada uno de nosotros tiene una historia diferente.

Si hacemos memoria de ciertos episodios de nuestra infancia, recordamos y aceptamos que algo falló o que de alguna forma nuestro niño interno se vio herido, entramos en un despertar que viene siendo el primer paso hacia la sanación y la apertura para indagar de dónde viene el malestar que nos aqueja. No es un proceso fácil, ni se hace de un día para otro. Como bien lo indica su nombre, al decodificar debemos ir al origen y comenzar a desarticular el trastorno de raíz.

En el caso de Lorena, teníamos que comenzar evaluando cuándo había ocurrido su primera migraña y qué era lo que su dolor le estaba tratando de decir. Es importante destacar que la cabeza es el órgano que nos representa y por el cual generalmente nos reconocen. Cuando algo anda mal en la región de la cabeza, suele significar que sentimos que algo anda mal en nosotros mismos. Según el terapeuta y autor Jacques Martel, la cabeza representa la individualidad y los dolores de cabeza provienen del hecho de desautorizarnos a nosotros mismos. Es por esto que ante cualquier tipo de molestia de la cabeza es necesario detenerse a pensar cómo y cuándo has sido injusto(a) contigo mismo(a). Algo parecido sucede con las migrañas, pero estas en especial se dan en aquellas personas que quieren ser perfectas y que se exigen mucho a sí mismas.

Lisa Borbeau, autora de más de 13 libros enfocados en sanación de emociones, da una explicación interesante cuando expone que los dolores de cabeza tienen una relación directa con el YO SOY y que cuando se manifiestan, la cabeza quiere indicarnos que relajemos la mente pues no es necesario comprender desde la intelectualidad.

Lorena quería comprender todo desde el punto de vista mental y lógico, era eso lo que le generaba esos dolores de cabeza. El suyo era un caso común. Ella ingería muy poca proteína, no le gustaban las ensaladas y sus comidas favoritas eran la pizza y las papas de paquete. Me contó que, como no tenía tiempo para cocinar, pedía comida a domicilio la mayoría de los días o compraba paquetes de papas y enlatados para no desconcentrarse del trabajo. Los ultraprocesados, los enlatados y toda esa chatarra estaban causándole a Lorena muchísimos dolores de cabeza. La falta de fibra y la alimentación rica en azúcares e histamina resultaba en una mala digestión que, sumada al estrés laboral y la falta de ejercicio, le agudizaba las migrañas. Además, Lorena era una mujer sumamente estricta. Venía de un hogar autoritario donde, desde que nació, su mamá y ella debían obedecer a su papá, quien desde pequeña le enseñó que el primer perdedor era el que quedaba en segundo lugar.

Lorena pertenecía al equipo de natación del club y siempre había sido campeona nacional. En su adolescencia, cuando comenzó a salir a fiestas y tuvo su primer novio, bajó el rendimiento en el entrenamiento. Luego, en una ocasión, ganó medalla de plata y su padre la castigó y le dijo que él no quería mediocres ni segundos lugares en su casa. Le prohibió las salidas con sus amigos y le limitó el acceso al teléfono. Debía ir a la escuela y regresar de inmediato a la casa; ni siquiera la dejó continuar con el entrenamiento de natación.

Desde entonces siempre ha retumbado en su cabeza la frase: «El primer perdedor es quien queda en segundo lugar». Por esto siempre se ha exigido el doble. Se graduó con mención de excelencia académica en la escuela y recibió una beca en una reconocida universidad de los Estados Unidos. Para ella no existía otra opción: o era la mejor o decepcionaría a su padre.

Él era sumamente estricto y violento. Su mamá, en cambio, era una mujer sumisa que le tenía miedo a su esposo. Desde niña lo había visto llegar tomado a la casa y exigirle a su mamá que se encerraran en el cuarto. Para Lorena no era fácil escuchar los gritos que salían de la habitación de sus padres y que le generaban dolores de cabeza. Recuerda que su primera migraña fue a los 8 años. Su papá había llegado de mal humor porque no le había salido un negocio de su oficina. Lorena estaba acostumbraba a saludarlo de beso todas las noches, pero en esta ocasión cuando lo fue a saludar, él la golpeó y la lanzó bruscamente hacia el suelo. Acto seguido, comenzó a insultar a la mamá y le dijo que se quería ir de la casa. Que estaba cansado de vivir con ellas y que no soportaba llegar y que la cena no estuviera lista. Luego la encerró en la habitación y lo que Lorena alcanzaba a escuchar eran golpes y alaridos de dolor de su madre.

Ante este panorama de violencia, Lorena se había vuelto rencorosa, odiaba a su padre y era sumamente autoexigente y rígida con los demás.

Solo con verla a través de la pantalla de la computadora en nuestra sesión virtual de cada semana, podía notar que siempre tenía las uñas perfectamente arregladas y el cabello recogido en un chongo que no permitía que se le moviera un solo pelo. En una oportunidad en que me retrasé en conectarme por dos minutos

—solo dos minutos—, porque mi paciente anterior había tenido una crisis, Lorena se molestó conmigo. Me dijo que ella no tenía tiempo para esperarme y que me pedía que le dijera si era necesario cambiar los horarios de nuestras citas. Quedé sorprendida, pues siempre soy muy puntual y este era un caso de urgencia, pues mi paciente anterior tenía cáncer en estado terminal. Lo que quiero destacar es que Lorena se exigía muchísimo y, además, no se ayudaba con la dieta. Sumado a eso, en la cuarta cita me confesó que estaba teniendo muchos problemas con su esposo.

Camilo, el esposo de Lorena, era banquero, pero cada día era más insoportable con ella. Aunque también trabajaba desde la casa por la pandemia, vivían sumergidos en una violencia silenciosa gracias a la cual en casa él no la determinaba. A diferencia de su padre, él no le gritaba ni la golpeaba, pero no le hablaba. Además, cada triunfo de Lorena era criticado por Camilo, quien al parecer no podía soportar que ella ascendiera y tuviera tanto prestigio a su corta edad y dentro de una organización tan importante. Pero ella lo adoraba y se sentía muy enamorada aún, a pesar de los desplantes. Camilo había sido quien la había sacado de la casa de sus papás y para ella eso valía oro. Él venía de una familia de abogados muy pudiente y sus padres lo querían y lo respetaban. Parecía que Lorena no juzgaba su comportamiento ni se preguntaba por qué él era así. En nuestras conversaciones justificaba la actitud de Camilo asegurando que él tenía mucho trabajo y que comprendía sus actitudes.

A pesar de vivir muy ocupada, ella era muy detallista y siempre trataba de consentir y complacer a su esposo. El día de su segundo aniversario de bodas le organizó una cena sorpresa en el departamento. Tuvo que hacer hasta lo inimaginable porque, como ambos estaban trabajando desde la casa, tenía que decorar sin que él se diera cuenta. Lorena me llamó el día anterior para pedirme un consejo sobre la lencería que utilizaría para la ocasión. Estaba nerviosa, más porque por esos días debía entregar un informe muy importante para el banco. Llegó la noche del aniversario y todo salió al contrario de lo que nos habíamos imaginado. Camilo se puso furioso y le dijo que no le gustaban las sorpresas, que por favor recogiera lo que había organizado, pues lo único que quería era dormir. Lorena estalló en llanto y se acostó a dormir. Esa misma noche terminó en el hospital y tuvieron que inyectarle medicinas por el suero para bajarle la migraña.

Si analizas este relato, aquí estoy hablando de una mujer absolutamente triste y anulada por su propio marido. Sus dolores de cabeza, aunque estaban muy relacionados con la mala alimentación, tenían una carga emocional que ella traía encima desde hacía más de 30 años cuando comenzaron los episodios de gritos y maltrato de su padre. Por eso es que yo siempre insisto en que una enfermedad no solo está relacionada con la alimentación o algún episodio del momento: una enfermedad es el cúmulo de emociones que desde la infancia nos hemos guardado y que vienen a manifestarse con el paso de los años. Si bien ella era una mujer con mucha angustia y responsabilidad laboral, y con un esposo difícil, la carga emocional desde su niñez le estaba tocando a la puerta y se estaba manifestando a través de los dolores de cabeza, para que por fin tomara cartas en el asunto y se centrara en buscar ayuda y acudir a un acompañamiento emocional y psicológico para poder sanar.

Escucho muchos casos como el de Lorena a diario en mis consultas. Cuando pensamos más de la cuenta, cuando llevamos al cerebro al límite y lo emborrachamos de angustia y pensamientos, si vivimos en el futuro y no disfrutamos el presente, si el miedo y el estrés invaden nuestra vida, es normal que la migraña llegue para gritarnos que paremos y replanteemos lo que estamos viviendo. Si sufres de migraña o dolores frecuentes de cabeza, date la oportunidad de escuchar a tu cuerpo y preguntarte qué es lo que está pasando dentro de ti. Podrías comenzar por responderte estas preguntas:

¿Estarás saturando tu cabeza con muchos pensamientos a la vez?

¿Qué ideas te están dando vuelta en la cabeza que no te dejan tomar decisiones?

¿Qué conceptos tienes acerca de la autoridad o de tu padre?

Te quiero dejar un ejercicio sencillo de reprogramación del subconsciente que puede servirte y que aprendí de mi colega Andrea Lasprilla. Cada vez que tengas migraña, dolor de cabeza o algún malestar relacionado con la cabeza, puedes repetir estas frases, preferiblemente en voz alta y haciendo una respiración profunda después de cada una. No olvides que los síntomas son una de las formas que usa nuestra mente inconsciente para expresarnos que debemos cambiar:

«Me amo y me apruebo como soy».

«Tomo decisiones con claridad y en paz».

«Mis conversaciones mentales están dirigidas hacia el bienestar».

«Me reconozco como la autoridad de mi vida y lo hago en total armonía».

No tengo tiempo

¿Te ha pasado que sientes que el tiempo no te alcanza y que cada día son más las cosas que tienes por resolver? ¿En algún momento has sentido que la vida se te pasa y que quizás no vas a lograr hacer lo que querías? O, por el contrario, ¿quieres detener el tiempo para que su pase más lento?

Regresaba de Cartagena de celebrar Año Nuevo junto a mi familia en el año 2012, cuando de forma inexplicable la pierna derecha se me inflamó de una manera impresionante y comencé a sentir que estaba más caliente. Si comparaba esa pierna con la izquierda, parecía tener incluso el doble del tamaño. Pensé que, por haber estado en Cartagena, una ciudad de clima caliente en Colombia, me había picado algún animal y estaba generando una reacción alérgica. Sin embargo, la inflamación no bajaba y tampoco sentía dolor. Esa noche le comenté a mi mamá y me dijo que esperáramos a ver cómo evolucionaba. Me fui a dormir pensando que iba a mejorar, pero no fue así.

Siempre me he caracterizado por ser una mujer delgada. Además, por trabajar en televisión desde tan joven, siempre cuidaba muchísimo mi peso. Cuando trabajas en pantalla aprendes que la cámara te va a registrar con unos kilos de más, por lo que debes esforzarte por permanecer delgado(a) para lucir armónico(a). Pero mi día había cambiado mientras estuve en Cartagena. Como estábamos hospedados en hotel, comíamos en restaurantes y además había trasnochado todas las noches para salir de fiesta. Era normal que regresara de vacaciones con unos kilitos de más, por eso al verme un poco más grande de lo habitual no le di mayor trascendencia. Estaba convencida de que al retomar mi rutina alimenticia y el ejercicio, todo iba volvería a la normalidad. Pero no fue así.

Al día siguiente de llegar de viaje, amanecí sintiéndome inflamada. Me dolían los senos y tenía 9 días de retraso de la menstruación y la pierna continuaba hinchada. Sabía que no se trataba de un embarazo, porque no tenía vida sexual activa en ese momento, ni tampoco pareja, pero más allá de esto me seguía preocupando la inflamación de la pierna. Era algo muy extraño. La sensación de calor también aumentaba cada vez más y me aquejaba un cansancio infinito.

Cuando llegamos a la clínica me hicieron análisis de sangre y de orina. Las urgencias estaban llenísimas, por lo que me hicieron esperar bastante. Por fin, después de mucho tiempo, salió una doctora muy joven —que creo que ni siquiera se había graduado de la carrera— y que además es la médica más irresponsable que he conocido en toda mi vida. Me recibió, me pesó y me sentó en una camilla. Le mostré la pierna y de inmediato me dijo: «Hay que evaluar lo de la pierna, porque la siento dura y quizás haya que amputar». Yo quedé en *shock*. No me había examinado siquiera y ya me estaba diciendo que podría tratarse de un caso de amputación de pierna. O sea, ni siquiera tenía los resultados de mis análisis y ya estaba dando ese diagnóstico. ¡Por Dios!

Agradezco que mi mamá estuviera conmigo y que, aunque es dentista de profesión, tiene mucho conocimiento de medicina, pues su sueño era ser médica. Recuerdo que apenas la doctora nos dijo eso, mi mamá me tomó de la mano y me dijo: «Ella está loca. Vámonos que esta doctora no tiene ni idea lo que está diciendo». Me agarró de la mano y salimos de la clínica muy molestas.

Llegamos a casa y recibimos por correo electrónico los resultados de los análisis de sangre, que mostraban una alteración en los rangos de la tiroides. En este momento no recuerdo el dato exacto, pero estaban por las nubes. Era la primera vez que yo escuchaba algo relacionado con la tiroides. Sabía que mis tías paternas tenían problema de hipertiroidismo y que era complicado de tratar, pero en realidad no entendía nada. Yo era periodista y mi mundo eran las noticias y la televisión, de medicina no tenía el más mínimo conocimiento para entonces. Desde niña había sido muy sana, lo único que había enfrentado en toda mi vida era un estreñimiento crónico, pero nada más. Con decirte que ni gripas me daban.

Cuando le pregunté a mi mamá qué significaba la tiroides, ella me explicó que era la encargada de nuestro reloj biológico y que dependiendo de si tenía hipertiroidismo o hipotiroidismo, iba a subir o a bajar de peso. Ahí todo me hizo sentido. Yo estaba subida de peso, sentía cansancio y me dolían los senos porque tenía un problema de tiroides; estaba frente a un caso de hipotiroidismo que no había sido tratado, por lo tanto, el cuerpo estaba gritándome por todos lados que algo andaba mal.

Como me había explicado mi mamá, la tiroides es una glándula que está asociada con nuestro reloj biológico. Está ubicada en el cuello, justo arriba de la clavícula y se encarga de controlar el ritmo de muchas actividades del cuerpo. Entre las alteraciones de la tiroides está el hipotiroidismo, que es un trastorno en el que la glándula no produce la cantidad suficiente de ciertas hormonas importantes, lo que causa problemas de salud como el sobrepeso, la esterilidad, y el sueño y el cansancio constantes. Por su parte, el hipertiroidismo se presenta cuando la tiroides produce más hormona tiroidea de la que necesita el cuerpo. El paciente presenta taquicardia, bajas de peso y está acelerado constantemente.

De inmediato comencé a buscar en mi seguro médico un endocrinólogo para que me atendiera. Cuando llegué a la cita me explicó que había presentado hipertiroidismo, que al no haber sido tratado a tiempo se había revertido a hipotiroidismo y que debían hacerme una radiografía para ver cómo estaba mi tiroides para poder medicarme. Afortunadamente la radiografía salió bien y me medicaron con levotiroxina sódica. Pasaron los días y la pierna se desinflamó, pero no me sentía del todo bien. El cansancio era insoportable. En ese momento estaba estudiando una maestría en Relaciones Internacionales a distancia y todo era en inglés, cosa que requería el doble de concentración y no lograba hacerlo. Sentía que había algo mal en ese diagnóstico, por lo que busqué una segunda opinión de un endocrinólogo particular que, con solo verme, supo que todo lo que me habían recetado estaba mal. El Dr. William Kattah, de la clínica Santa Fe, me explicó que tenía un hipotiroidismo que me generaba el cansancio, la subida de peso y todo el desorden hormonal que había traído como consecuencia el retraso en mi regla. Me cambió la dosis y como por arte de magia a los 10 días de estar correctamente medicada todo mejoró. Tuve que comenzar un plan alimenticio con un nutricionista para nivelar responsablemente mi peso y volver a mi ritmo normal.

Yo sé que tú, lector, te podrás sentir identificado con mi caso. Es más, la mayoría tendemos a pensar que cuando subimos de peso de un momento a otro hay algo que está fallando con la tiroides y que con el medicamento correcto se cura y ya está, pero, lamentablemente, como he querido plasmar en este libro, la medicina nos puede ayudar a regular el síntoma, pero no el origen de la enfermedad. En esa época yo no entendía nada de emociones y lo único que conocía alternativo a la medicina era la bioenergética. Nunca me había detenido a pensar: «Caray, siempre estoy a las prisas, siento que el tiempo no me alcanza». Desde niña he vivido mi vida a la carrera, tan es así que a los 17 años ya trabajaba en noticias en un canal de televisión, cuando ni siquiera había ido a la universidad.

En realidad, estaba frente al panorama típico de un paciente con problemas de tiroides. Si bien la tiroides es la encargada del manejo de nuestro reloj biológico, siempre que tengamos un conflicto con el tiempo, sufriremos alteraciones en ella. Voy a entrar a explicarte a nivel emocional cómo funciona para que te quede un poco más claro. En el caso del hipotiroidismo, la persona que lo presenta busca que el tiempo pase más lento, porque este no le alcanza. Es decir, sientes que trabajas y haces muchas cosas en el día, pero que el tiempo no es suficiente. Estas personas, como te expliqué anteriormente, no producen suficiente hormona tiroidea. Por el contrario, la persona con hipertiroidismo vive en una constante urgencia, necesita que el tiempo pase más rápido para salir de alguna situación. Por lo general son personas muy aceleradas y siempre viven corriendo.

Leía el otro día la postura de la autora de ensayos de bienestar Lise Bourbeau, en su libro *Obedece a tu cuerpo, ¡ámate!*, sobre las personas con problemas de tiroides. Ella explica que la persona con hipertiroidismo está demasiado metida en la acción, es hiperactiva y permanentemente busca probar a alguien o hacer que la amen. Los pacientes con hipertiroidismo se exigen demasiado y los demás también les exigen demasiado. Su interés permanente es actuar rápido, como los paramédicos, bomberos o los periodistas que vivimos corriendo al ritmo de la noticia que nunca para. Por el contrario, la persona con hipotiroidismo siente que no es suficientemente rápida para lograr todo lo que necesita en un día, por eso vive angustiada ante el tiempo y de forma inconsciente quisiera que pasara cada vez más lento. Y esto era exactamente lo que me sucedía a mí y por lo que te relato mi historia, pues sé que tú o alguien a quien conozcas puede estar pasando por lo mismo.

Como vivimos en un mundo de medicinas, en el que nos resulta más fácil tomar una pastilla diaria al despertar y que esta nos resuelva todo, yo habría tenido la opción de resignarme y a que de por vida tuviera que tomarme la levotiroxina y ya. Pero cuando la nutrición holística y la medicina funcional llegaron a mi vida, comencé a preguntarme por lo que estaba pasando dentro de mí y qué mensaje me estaba queriendo gritar mi reloj biológico y por qué no estaba funcionando bien. Tenía la opción de quedarme medicada de por vida e ignorar qué sucedía dentro de mí. Si optaba por esto, quizás el día que no tomara la pastilla mis análisis de laboratorio saldrían alterados, volvería a subir de peso y entraría nuevamente en atención médica. Pero yo me metí de lleno en mi sanación y comencé a indagar qué ocurría dentro de mí. Sabía que la vida me estaba enviando un mensaje, que, así como mis emociones y mi estrés diario me habían llevado a enfermarme, también estaba en capacidad de sanarme, y que podía con la ayuda de un médico llevar mi función tiroidea a un estado normal.

Me preguntaba qué ocurría dentro de mí. ¿Por qué no me sentía merecedora de ejercer el oficio y la vida que yo quería? Qué era lo que debía perdonar de mi infancia que me traía así de angustiada y acelerada. Para mí este diagnóstico fue muy revelador y me hizo despertar y recordar que mi rigidez y el afán por siempre ser la primera, esas ganas de comerme el mundo, me estaban llevando a que mi propia tiroides me pidiera auxilio.

Hoy analizo que desde niña siempre llevé una vida de adulta. Mi papá era militar y viví mi infancia en batallones del ejército, en donde mi madre nos cuidaba mucho de las amistades y de quienes nos rodeaban. Recuerdo que nos bajábamos del camión de la escuela y debíamos ir directo a la casa porque había soldados, según contaban, que abusaban de las niñas, y también militares que miraban de manera morbosa a las mujeres. Desde pequeñas acompañábamos a mi mamá a todas partes, pues mi padre estaba en tareas de orden público y ella debía hacerse cargo sola de nosotras. Teníamos una señora que nos cuidaba, junto a mi mamá y a mis abuelos, que fueron unos personajes muy importantes en mi infancia. Entre semana pasábamos los días en el batallón y la escuela, y los fines de semana nos íbamos a dormir a casa de mis abuelos. Si te das cuenta, siempre estuve rodeada de muchos adultos y pocos niños. Mis amigas eran las niñas de la escuela y mis dos primas, Aleja y Yuyis, que también eran hijas de militar, y cuando mi tío estaba en Bogotá compartíamos tiempo con ellas. Asimismo no teníamos mucho contacto con amigos hombres y mucho menos una vida social activa. Mi mamá era una madre extraordinaria y nos acompañaba a todos lados.

Yo soy la consentida de mi papá —con el respeto de mi hermana, aunque ella igual ya lo sabe—. Él siempre ha sido mi gran adoración. Me esforzaba en la escuela por ser la mejor y tener las mejores calificaciones para que él se sintiera orgulloso de mí. Siempre sobresalía por mi espíritu de liderazgo y haber sido tan estudiosa me permitía llevar una vida mucho más adelantada que la de mis compañeras. Representaba a la escuela en concursos frente a otras escuelas y mientras transcurría mi adolescencia, por mi aspecto físico, mis amigos siempre fueron mayores que yo. Si te fijas, vivía la vida como si fuera una persona mucho más adulta de lo que realmente era.

Hoy en día, que he trabajado muchísimo en sanar mi hipotiroidismo, entiendo que fue gestado desde mi infancia. Desde que era niña siempre tuve afán por ser grande y anhelaba ser adulta. Uno de mis sueños era convertirme en presentadora de noticias y tener toda la autoridad y credibilidad. Yo sabía que en realidad era muy jovencita y lamentablemente la credibilidad iba de la mano con la edad, por eso me esforzaba el doble para compensar por mi edad.

Desde que empecé a trabajar en televisión busqué tener habilidades que me hicieran necesaria en mi trabajo. Hoy en día analizo que en esa época vivía con afán, tenía ganas de comerme el mundo y de ser indispensable. A los 19 años aún no contaba con la experiencia de alguien de 40, pero tenía una ventaja en mis manos y era mi nivel de inglés. En Colombia podría atreverme a decir que muy pocos periodistas tenían mi manejo de ese idioma, lo que me permitió convertirme en presentadora de noticias y traductora de NTN24, un canal internacional de noticias con transmisiones las 24 horas del día. Mi meta era ser una periodista internacional o de orden público, muy fuerte, para poder informar de la manera más veraz. Y creo que mi entrega y esmero me permitieron lograrlo. No fue fácil, fueron años enteros estudiando y trabajando de lunes a lunes. No salía de vacaciones, y mientras mis amigas se iban de fiesta, yo me ofrecía de voluntaria en el canal para trabajar. Gozaba mi trabajo, pero siempre vivía contra el reloj.

Me levantaba a las 3 de la mañana para salir a NTN24 a trabajar. Llegaba al canal a maquillarme, a escribir las noticias, a buscar qué estaba pasando en el mundo y luego me sentaba a presentarlas hasta las 8 de la mañana. Una vez terminaba, seguía escribiendo más noticias y a las 3 de la tarde salía directo a la universidad. Mi vida giraba en torno al trabajo, no tenía tiempo más que para estudiar y trabajar. Sentía que el tiempo no me alcanzaba, característica de los problemas de tiroides.

Cuando me mudé a Estados Unidos ocurrió lo mismo. Entré a Caracol Radio y trabajaba desde las 5 a.m. hasta altas horas de la noche locutando y buscando noticias. Cuando comencé en Telemundo fue igual, madrugaba a las 2 a.m., presentaba el noticiero y luego salía a la calle como reportera a buscar noticias, siempre corriendo, siempre buscando que el tiempo me alcanzara. Antes de Edgardo, a mis 24 años, me casé por primera vez con Juan Cooper, un hombre maravilloso que durante los años de matrimonio siempre me acompañó y soportó mis horarios laborales. Pienso en él y me da tristeza, pues cuando llegaba a casa yo estaba dormida ya y prácticamente no nos veíamos. Mi vida durante 14 años fue trabajar, trabajar y trabajar. No conocía nada diferente.

Hoy, a mis 34 años, agradezco ese espíritu trabajador y entusiasta. Creo que el afán y el hambre por ser siempre exitosa es lo que hizo de mí quien soy. Solo con escribirlo y recordarlo se me hace agua la boca de la felicidad. Yo disfrutaba cada cosa que hacía, pero no notaba que me estaba olvidando de mí. El trabajo me tenía completamente consumida, al punto que llegué a pesar 45 kilos. No era culpa del trabajo, ni de nadie —ojo, no estoy culpando a nadie ni haciéndome la víctima—, solo es una reflexión que a estas alturas de mi vida me sirve para ilustrarte cómo revivir ese momento es tan importante para continuar con mi proceso de sanación.

Llevaba cerca de 4 años tomando levotiroxina y el cuerpo me funcionaba como un reloj. Mientras consumes el medicamento es muy raro que la tiroides se altere, pues la mantiene completamente controlada. Cuando comencé a estudiar para convertirme en *health coach*, quise apropiarme de mi caso porque tenía la ilusión de dejar de tomar esa pastilla todos los días. Empecé por analizar mis hábitos alimenticios, pues existen muchos alimentos que alteran la función de la tiroides, entre ellos la soya, el azúcar, el gluten, los aceites vegetales y los embutidos, entre otros. Retomé mi rutina de ejercicio de media hora diaria y el levantamiento de pesas moderado.

Pero no bastaba con la alimentación, pues tenía un pésimo manejo del estrés y el ritmo de las noticias no me daba tranquilidad. A un periodista que depende de la coyuntura mundial, de las noticias diarias, es difícil pedirle que tenga calma si a las 3 a.m. te levantan con el reporte de que hay un tiroteo o que en el mundo está ocurriendo un terremoto, un tsunami o la muerte de un gobernante, un artista o un personaje reconocido. Los periodistas no podemos descansar ni tenemos contratos con horarios de oficina; somos como los médicos, estamos siempre *on call*, es decir, con el celular al lado de la almohada esperando que nos llamen si algo sucede, para salir corriendo a reportarlo. Así que tener manejo del estrés y de la adrenalina en mi caso era casi imposible, y menos levantándome todos los días a las 2 de la mañana. Mi cortisol estaba por las nubes y el cuerpo permanecía siempre en modo reacción, como cuando un tigre está preparándose para recibir el ataque. Literalmente así permanecía yo.

Cuando decidí renunciar en 2019 a las noticias y mudarme a Nueva York a vivir junto a quien sería mi segundo esposo, mi rutina cambió. Me levantaba en horarios más normales, pese a que Edgardo tuviera cáncer y que la angustia no me dejara dormir bien. Mi cuerpo iba recuperándose a pesar de todo, y de la mano con mis aprendizajes en *health coaching* ya estaba comprendiendo que mi acelere y vivir a ese ritmo me estaba haciendo mucho daño. Que, además, a los 30 años era aún muy joven para vivir así.

Me di a la tarea de bajar todos los días al gimnasio y hacerme autoterapia. Analizaba cuál era mi prisa, por qué no me estaba alcanzando el tiempo, qué era lo que no dejaba a mi reloj biológico funcionar; por qué tenía esas ganas de autocastigarme siempre y de sobreexigirme. Mi labor en ese momento era cuidar a mi esposo y nada más. Entonces decidí comenzar a poner límites en mi vida y a dejar de contestar inmediatamente cualquier *chat*. Puse freno a mi trabajo y les escribí a mis pacientes que debía ausentarme por unos meses para ayudar a mi principal paciente, mi marido. Absolutamente todos lo comprendieron y me apoyaron. Estaba estudiando tres certificaciones en neuroemoción al mismo tiempo y decidí terminarlas cuanto antes para descansar junto a Edgardo. Él dormía mucho por las quimioterapias, que lo dejaban agotado, y yo aprovechaba esos momentos para orar, acostarme junto a él y descansar durante las horas que él también lo hacía, pues en las madrugadas se incomodaba y debía levantarme a cambiarlo y darle un protocolo de medicinas que era superexigente para evitar que convulsionara. Era un horario parecido al de las mamás con sus bebés, con la diferencia de que mi esposo medía 1.95 metros y pesaba 95 kilos. Es decir, era muchísimo más grande que cualquier niño al que hubiera que cambiarle el pañal.

Pero siempre después de la tormenta llega la calma. Reconocer que mi ritmo de vida no estaba bien, haber puesto límites a mi rutina, aprender a decir no en el momento adecuado, retomar mi vida, vivir sola y reencontrarme conmigo, me permitió en gran parte sanar mi tiroides. Decidí eliminar los alimentos que me caían mal, manejar mi angustia, dormir hasta que el cuerpo me lo pidiera, y por fin mi dosis de levotiroxina ha bajado. No la suspendí del todo, porque no quiero que haya alteraciones en mi organismo, pero de la mano de un trabajo de emociones, nutrición y sobre todo de autoconocimiento, mi tiroides por fin está sanando después de 10 años. Mi mensaje para ti hoy es: no estás destinado(a) a vivir medicado(a). Tienes la oportunidad de sanar. Te lo digo yo, que llevo 10 años medicada y que a diario me levanto a tomándome la pastilla. Tú eres el (la) creador(a) de tu realidad y así como tu cuerpo se enfermó para que sanes tu alma, tú mismo(a) puedes darte a la tarea de sanarlo. ¿Que si es fácil? No. Pero tampoco es imposible. Todos vinimos a esta vida a sanar algo que no está funcionando bien. Si tu tiroides te está fallando, escucha el ritmo de tu vida. Pregúntate cuál es tu relación con el tiempo y encontrarás respuestas.

Los problemas hormonales

Podría atreverme a asegurar que una de cada tres mujeres que llegan a mi consulta presentan algún tipo de problema hormonal. Quizás has escuchado hablar de la «epidemia» de ovario poliquístico y resistencia a la insulina que existe entre las mujeres en edad fértil hoy en día. En este libro podría quedarme hablando de las razones nutricionales por las que está sucediendo este fenómeno; sin embargo, más allá de los hábitos alimenticios actuales, mi pregunta para ti y para aquellas mujeres que lo padecen es qué mensaje nos querrá dar la naturaleza para que tantas estén siendo diagnosticadas con este tipo de desórdenes.

Si bien somos testigos de que la alimentación es absolutamente determinante para el sistema hormonal, existen diferentes factores culturales y sociales que nos afectan hoy en día. Voy a comenzar por lo básico, que es lo que comemos.

Recuerdo que cuando era niña e iba a la casa de mi abuela o a alguna visita, nos daban comida real. El almuerzo tenía una proteína, vegetales, uno o dos carbohidratos y quizás un postre; rara vez me ofrecían un refresco con algún paquete. Eso en mi época era muy raro. Yo tengo 34 años. Quizás si tú eres de mi edad, o mayor que yo, me darás la razón de que nosotros no crecimos tan rodeados de chatarra como los niños de hoy en día. En mi casa se desayunaba huevo con arepa y chocolate, pero yo no veía que en la alacena hubiera 6 o 7 opciones de cereales y paquetes, como veo hoy en las casas de mis amigas que tienen hijos. También habrás notado que, con el paso de los años, la lonchera de la escuela también cambió. Cuando éramos muy pequeños nos mandaban sándwiches, fruta y jugo, pero con el paso de los años y de la mano con la industria de la comida procesada, mi lonchera se volvió cada vez más sintética y me mandaban puras golosinas o paquetes. Es más, ya en preparatoria, mis padres me daban dinero para comprar en la tienda de la escuela, donde solo vendían *croissants,* palitos de queso, arepas, galletas, *brownies*, paquetes y refrescos. Lo mismo ocurría en la comida. Las niñas que hacían dieta y pedían menú especial, comían ensalada. A las demás nos alimentaban de carbohidratos, proteína y muy poca ensalada. No sé si tu viviste lo mismo.

El hecho es que, con el paso de los años y el crecimiento de la publicidad, cada vez nos ofrecen una mayor cantidad de productos ultraprocesados. Cuando era niña recuerdo que iba al supermercado y veía una o dos marcas de galletas. Con los cereales pasaba igual. En cambio, hoy hay una sola fila encargada únicamente de cereales con estanterías de lado y lado llenas de diferentes marcas, colores y sabores. ¡Es una verdadera locura! Ni siquiera entiendo cómo hacen los padres para elegir entre tanta variedad. En verdad que es increíble cómo en menos de 20 años la alimentación ha dejado de ser natural y nos hemos convertido en seres que comen puros químicos.

Lo cierto es que, con la llegada de los hábitos americanizados y la cultura del *snack*, han aparecido una serie de problemas metabólicos que cada día afectan más a nuestra sociedad. Como lo hablamos en capítulos anteriores, si nosotros comiéramos comida real, la historia sería otra. Te aseguro que no tendríamos un tercio de los problemas de salud que vemos a diario. Por eso aquí quisiera compartirte algunos de los alimentos que para mí son enemigos de nuestra salud y que están afectando a muchísimas mujeres que tienen el sueño de ser mamás y a las que los médicos se limitan a decirles que no podrán serlo porque tienen ovarios poliquísticos o problemas hormonales.

Por esto, si te han detectado algún problema hormonal, te sugiero que tengas cuidado con lo siguientes alimentos:

1) *Comida ultraprocesada*: Tanto las hamburguesas, la pizza, los panes y la pastelería son alimentos cargados de aditivos y de conservadores, cosa que los hace más atractivos a nuestros ojos. Además, en la mayoría de casos vienen fritos o preparados con aceites industriales, que son muy inflamatorios.

2) *Los postres*: Los dulces que solemos comer son, en su mayoría, refinados, fritos y cuentan con muchos ingredientes, además de conservadores y colorantes que generan inflamación.

3) *Los lácteos*: También son muy inflamatorios para el cuerpo, lo que conduce al estrés oxidativo, que es una de las principales causas del envejecimiento prematuro.

4) *El alcohol*: El trago deshidrata, hincha y además afecta la absorción de vitamina A, un antioxidante necesario para la renovación celular. Beber una o máximo dos copas no está mal, pero hacerlo de manera habitual y si tienes problemas de glicemia sí te puede afectar.

5) *El azúcar*: Dispara los niveles de insulina, que a su vez disparan la testosterona y nos hace envejecer prematuramente. Por eso, si desde niños consumimos azúcar, estamos envejeciendo más rápidamente que quienes no lo hacen.

«Soy estéril, me dijeron que no podré ser mamá»

El ginecólogo le había dado la triste noticia a Angélica, cuando ella tenía 26 años, de que no podría tener hijos, pues tenía endometriosis y ovario poliquístico. Había crecido en una familia con cinco hermanos hombres. Su familia era de origen antioqueño y muy numerosa. Su madre tenía nueve hermanos y siempre las fiestas se llenaban únicamente de primos, pues eran muchísimos.

Ante este contexto, para Angélica era impensable la idea de no tener bebés. Quería tres niños y soñaba con que fueran hombres. Si Dios le enviaba una mujer, también se pondría feliz. Desde chiquita tenía en mente los nombres de sus hijos y tenía pensado cómo sería la casa en donde crecerían. También que el padre sería su novio, con el que llevaba 9 años de relación. Te podrás imaginar lo que representaba para Angélica un diagnóstico como el que le había dado el médico.

Una de las compañeras de trabajo de Angélica era paciente mía y durante dos meses habíamos trabajado en sus hábitos alimenticios, porque a ella también le habían dicho que le sería muy difícil lograr un embarazo. Para sorpresa de su médico, hoy tiene a Guadalupe, una hermosa niña de 2 años que vino a este mundo como un milagro. Lina, mi paciente, remitió a Angélica a mi terapia ante su testimonio de sanación. Angie llegó muy entusiasmada, esperando poder quedar embarazada al igual que Lina. Sin embargo, como le dije desde el primer momento, eso dependería de su entrega y de la voluntad de Dios. Y aclaro esto, porque es importante mencionar que sin importar la religión que tengamos, existe una fuerza universal a la que podemos llamar Dios, luz, divinidad, o como quieras, y todo ocurre bajo un plan divino y perfecto.

Con Angélica comenzamos por evaluar sus hábitos alimenticios. Efectivamente, ella llevaba una dieta rica en carbohidratos y consumía mucha azúcar y lácteos, algo que no es recomendable cuando una mujer está buscando quedar embarazada. Le pregunté por los hábitos de su novio y me dijo que él comía cualquier cosa, y que las empanadas y los paquetes eran su comida favorita. Esto me preocupó y se lo manifesté, pues muchas veces pensamos que la responsabilidad del embarazo es solo de la mujer, pero el hombre olvida que sus espermatozoides también son importantes y que, por lo tanto, si están buscando quedar en embarazo, ambos deben llevar una alimentación balanceada.

Durante la primera semana, le sugerí que hiciera ejercicio 5 veces y que dejara los postres, la leche y el azúcar en general. Le recomendé que dividiera sus comidas en tres ingestas al día y que priorizara la proteína, los vegetales y las grasas buenas, como el aguacate, las nueces y las semillas. Además de eso, le dije que tratara de tocar el tema con su novio, para que pudieran caminar juntos el proceso de sanación que estaba por comenzar.

A pesar de esto, cuando terminé mi sesión con Angie me quedé pensando en qué estaría sucediendo dentro de ella. Si quería ser madre, cuál era la razón emocional que estaba generando ese bloqueo y qué le estaría causando la endometriosis y los ovarios poliquísticos. Durante las siguientes sesiones fui muy directa con ella y le pregunté cuál era su miedo a ser mamá. Me respondió de inmediato que ella no tenía ningún miedo y que por el contrario quería quedar embarazada cuanto antes. Le pedí que cerrara los ojos y la hice meditar durante cinco minutos, porque sabía que algo dentro de ella no estaba bien. Cuando terminamos la meditación comenzó a llorar y me dijo que tenía pánico de no ser una buena madre. Desde pequeña escuchaba a su mamá criticar a las esposas de sus hermanos y había crecido con un miedo enorme de no ser buena en la crianza. Esto que le ocurría a Angélica les sucede a muchas mujeres con diagnóstico de endometriosis. El endometrio es la pared más interna del útero, esa misma que crece durante cada ciclo y se desprende y sale durante la menstruación. A nivel clínico, la endometriosis es el crecimiento y la adherencia de tejido endometrial por fuera del espacio interno del útero, es decir, en la parte externa del útero, los ovarios, las tropas de Falopio y en algunos casos, incluso, la pelvis, la vejiga y los intestinos. Ese tejido reacciona a las mismas hormonas del ciclo y sangra durante el momento de la menstruación, generando inflamación, hemorragias internas que extienden las adherencias del tejido a otros órganos, y en especial un nivel muy alto de dolor y malestar. Se trata de una enfermedad inflamatoria y autoinmune , que quiere decir que el cuerpo se ataca a sí mismo. En cuanto a las emociones, la endometriosis se presenta cuando las mujeres tienen ansiedad por quedar embarazadas y concebir a como dé lugar, sin importar las condiciones. O, en casos como el de Angélica, en mujeres que crean un rechazo a la idea de ser madres por miedo a no poder desempeñar el papel como ellas quisieran.

Abiertamente le expliqué lo que veía y, aterrada, me dio la razón. Me confesó que nunca había estado tranquila ante sus deseos de ser madre, pues sabía que sería juzgada por sus hermanos y su mamá. Desde niña había sido muy consentida, pues era la única hija mujer, y todos en la casa la observaban constantemente. Ni decir lo que había significado para ella llevar un novio a la casa. Me contaba que cada vez que invitaba a algún amigo, los hermanos terminaban espantándolo porque creían que era un pretendiente.

Comenzamos un proceso de perdón con una técnica que se llama *ho'oponopono*, en la que debía repetir tres veces al día unas palabras muy sencillas: «Lo siento. Perdón. Te amo. Gracias». Esto era todo lo que debía decir, pero tenía que hacerlo desde el fondo de su corazón y con tal entrega que pronto vería un milagro.

Enfrentarse a un proceso de perdón familiar es difícil, y ella necesitaba deshacerse del miedo y la rabia que sentía hacia su madre y sus hermanos. Por eso le pedí que hiciera una carta pidiéndoles perdón y agradeciéndole a cada uno por lo que representaban en su vida. Luego de escribir la carta, le pedí que la quemara y la lanzara a un río o manantial donde el agua corriera para que dejara atrás el rencor.

Hicimos un proceso de siete semanas en el que nos veíamos todos los jueves durante una hora. Sus hábitos alimenticios mejoraron y Angie bajó 6 kilos. Su piel se puso más sana al dejar el azúcar y la leche, y los nervios que tenía por ser mamá se fueron yendo poco a poco. A la séptima semana le dije que yo la veía bien y que le recomendaba que siguiera orando y sanando su corazón. Más allá del tema físico, estaba segura de que su endometriosis se relacionaba con el miedo a ser madre.

Pasaron cuatro meses exactos cuando recibí un mensaje por WhatsApp en el que me mandaba una prueba de embarazo positiva. A mí se me escurrieron las lágrimas porque fui testigo de las ganas que tenía de ser madre. Me sentía feliz porque ante mis ojos se presentaba otro caso de éxito en el que mi paciente había logrado encontrar el origen de su problema y lo mejor de todo: ¡lo había sanado!

Si tu caso es como el de Angie y si en algún momento te han dicho que no puedes quedar embarazada, te pido que evalúes primero tus hábitos alimenticios y, segundo, pienses si estas teniendo temor de ser mamá y qué tan preparada te sientes. Preguntante lo siguiente:

- ¿Quiero ser madre, pero tengo temor?
- ¿Soy capaz de tener un hijo?
- ¿Tengo temor de no poder dar vida y sentirme mujer?
- ¿Tengo miedo de perder mi libertad y de dejar de ser profesional?

Si alguna de estas preguntas resuena contigo, te invito a que hagas las siguientes afirmaciones 3 veces al día:

- «Confío en el proceso de la vida».
- «Me conecto con el poder creador que hay dentro de mí».
- «Soy capaz de concebir y dar vida».

Cáncer de mama

Un día de noviembre Isabel despertó sintiéndose extraña. Había dormido recostada hacia su lado derecho y amaneció con un dolor en el brazo y el seno. Pensó que se trataba de una mala postura durante la noche; sin embargo, pasaron dos días y no bajaba el dolor. Llamó al ginecólogo y le pidió cita. La secretaria le sugirió que se hiciera el autoexamen de mama y que revisara si sentía alguna malformación en los senos. Sin embargo, ella no palpó nada.

Llegó el día de la consulta médica y el dolor no cedía y se había convertido en algo insoportable para Isabel. Cuando la revisó, el médico le dijo que sentía que estaba bien pero que prefería mandarle a hacer una mastografía, pues ese tipo de dolor no era normal y menos después de varios días. Llena de nervios llegó a la mastografía, un procedimiento sumamente incómodo en el que revisan cómo están los senos con una máquina de radiología que aplasta la mama entre dos placas para tomar la imagen. Después del examen, el médico la mandó llamar y le dijo que habían encontrado dos pequeñas masas en su seno derecho y que por eso preferían realizarle una biopsia. A Isabel se le derrumbaba el mundo. Ella era muy joven y no tenía historia de cáncer de mama en su familia. Había escuchado hablar de muchísimos casos entre amigas de su mamá, pero ella nunca había tenido problemas de salud. Se alimentaba de forma saludable y hacía ejercicio todos los días. Es más, tenía los senos operados y pensó que su dolor estaba relacionado con algún problema de las prótesis.

Isabel prefirió mantenerse callada y no comentarle nada a su familia hasta saber qué estaba sucediendo. Esa misma semana le realizaron la biopsia y los resultados no fueron alentadores: habían encontrado un carcinoma ductal, un cáncer no invasivo, es decir que las células cancerosas aún no se han propagado por las paredes de los conductos, lo cual el médico le explicó podría facilitar el tratamiento.

En casos como el de Isabel, es normal que al principio exista una negación o, más bien, un rechazo al diagnóstico, pues no es nada fácil recibir la noticia de que se tiene cáncer de mama a los 42 años y que no se sabe cuál pueda ser el desenlace. Por su cabeza pasaron miles de posibilidades, pensamientos sobre cómo le daría la noticia a su familia y a sus dos niñas, que tenían apenas 2 y 4 años. Cómo tomaría esta noticia su exesposo, el padre de las niñas, de quien se había divorciado hacía apenas año y medio, y por quien aún guardaba muchos sentimientos positivos.

Isabel había crecido en Bogotá, Colombia, en una familia bastante adinerada. Sus padres eran los dueños de una reconocido bufete de abogados, lo cual permitió que ella creciera entre Colombia y Estados Unidos, donde estudió la carrera y la maestría. Tenía un hermano menor que era su gran adoración y se había casado a los 25 años con el amor de su infancia, Felipe.

Felipe era un hombre muy guapo y exitoso. Economista de profesión, se dedicaba al negocio de bienes raíces y desde joven se había posicionado muy bien en su industria, lo cual le permitía tener un estilo de vida lleno de lujos y tranquilidad económica. Se conocieron en el club siendo niños y fueron novios durante la época de la escuela, hasta que ella se fue a Boston a estudiar. Durante los años de universidad, siguieron en contacto y cuando estaba por graduarse del máster, Felipe viajó a visitarla y le propuso matrimonio. Ella había soñado siempre con que él fuera el padre de sus hijos y se imaginaba una boda al estilo princesas de Disney. Había sido su novio desde niña y no había estado con nadie más que él. Sin embargo, con Felipe no ocurría lo mismo. Él desde muy joven jugaba futbol con el equipo de la escuela, y por sus habilidades y popularidad era muy cotizado y popular entre las mujeres.

Isabel era una niña de su casa, que no tenía contacto con hombres más allá de su hermano, su padre y sus primos. Estudió en una escuela para mujeres y había encontrado al amor de su vida cuando aún era muy pequeña. Felipe, por el contrario, era mucho más inquieto que Isabel. Iba a una escuela para hombres, pero siempre tenía muchas amigas de los grupos de porristas de otras escuelas. En varias ocasiones le contaron a Isabel que él tenía otra novia, pero su madre le aconsejó que nunca escuchara chismes y que se centrara en estudiar y en creer en la palabra de su novio. Lo cierto es que un sábado iba a ir con sus amigas a cine, cuando se encontró a Felipe con una mujer rubia comiendo helado en el mismo centro comercial. Él le había dicho que no se estaba sintiendo bien y que prefería quedarse en su casa descansando, pero era una mentira.

Para Isabel esto fue desgarrador. El amor de su vida le había mentido y estaba con otra mujer en el mismo centro comercial que ella. Los chismes, que su madre le había dicho que no creyera, eran realidad. Isabel, muerta de los nervios, decidió no decirle nada en ese momento. Pasaron los días, y los rumores entre sus amigas de que Felipe tenía otra novia se agudizaron, hasta que ella decidió preguntarle. Felipe le confirmó que Paulina era una amiga que había conocido, una niña muy divertida y encantadora, palabras que le cayeron como un balde de agua fría a Isabel. Su relación terminó durante unos meses hasta que Felipe la volvió a buscar para su fiesta de graduación.

Pasó la graduación e Isabel se fue para Boston. Aunque siguieron en contacto, la relación se enfrió por la distancia. Nuevamente los rumores de que Felipe salía con otra mujer llegaron a oídos de Isabel, quien optó por ignorarlos, pues estaba completamente concentrada en sus estudios y no tenía tiempo para habladurías. Lo cierto es que con otra mujer o no, Felipe viajó a Boston en diciembre y le propuso matrimonio. El plan de ella, que se iba a graduar en mayo, era regresar a Colombia a trabajar y a rehacer su vida.

Las cosas desde entonces volvieron a fluir entre ambos y tuvieron una hermosa boda en Cartagena. Todo parecía ir muy bien, hasta que un domingo a las 10 de la noche entró una llamada al celular de Felipe. Él contestó y al otro lado de la línea se escuchaba la voz de una mujer. Como Isabel parecía estar dormida, Felipe pensó que no escucharía, pero la mujer le decía que la niña estaba enferma y que estaba llevándola a urgencias al hospital. Él corrió a vestirse, salió de la casa de afán y ya no regresó a dormir esa noche. Isabel optó por no llamarle y esperar a que apareciera. Pero llegó el mediodía y nada que le llamaba. Se comunicó a las 5 de la tarde y le dijo que tenían que hablar.

A la hora de la cena Felipe llegó pálido como un papel y tembloroso a la casa. Ahí le confesó a su esposa que había tenido una hija con una novia que había conocido en la universidad, mientras Isabel estaba en Boston. La niña tenía 2 años y se llamaba Valentina. La madre de Valentina era una mujer de Medellín de la que se había enamorado, pero con quien nunca pudo entablar una relación seria pues era hija de un narcotraficante que estaba extraditado en Estados Unidos. A pesar de sus sentimientos, él sabía que su familia no la aceptaría nunca porque arruinaría su prestigio.

La noticia dejó muy deprimida a Isabel. Ella se había imaginado cualquier tipo de escenario, menos que su esposo tuviera otra mujer y peor aún una hija de dos años. ¿Quién era Felipe? ¿Para qué le había pedido que se casaran si tenía otra familia y no iba a respetarla? Felipe respondía por Valentina y a la madre de la niña le había dado un departamento, un carro y le pagaba toda la manutención. En resumidas cuentas, tenía un segundo hogar. Isabel decidió que no le dejaría el camino tan fácil. Le dijo que a ella no le importaba esa situación y que seguiría luchando por su matrimonio y por los hijos que vendrían.

Las cosas quedaron así y los años pasaron hasta que Isabel quedó embarazada de su primera hija. Paz nació para convertirse en la luz del hogar. Felipe se derretía de amor por la niña, lo cual hizo pensar a Isabel que el tema del otro hogar estaba quedando en un segundo plano. Pero él era muy hábil y continuaba conviviendo con ambas familias. Era increíble cómo lograba repartir el tiempo para ambos hogares. Isabel me decía que ella sentía que él siempre estaba en la casa y que por lo menos llegaba a dormir todas las noches, los fines de semana estaba con ellas y viajaban a todos lados.

Un sábado Isabel madrugó más de lo normal porque tenía un poco de dolor de panza y bajó a la cocina a buscar una medicina. Encontró a su esposo sentado en el piso, hablando por teléfono y llorando, mientras le suplicaba a la otra mujer que no lo dejara. Isabel se escondió y decidió escuchar la conversación.

Felipe le aseguraba a la persona con la que hablaba que pronto se iba a divorciar, pero que le diera tiempo, porque Paz estaba muy pequeña aún, pero que le prometía que no seguiría casado durante más de un año.

Para Isabel escuchar esta conversación fue de lo más hiriente que le había pasado en su vida. Sintió que se le desgarraba el alma, porque las cosas con Felipe iban bien y estaban retomando su intimidad, y tenían planes de buscar otro hijo para tener la pareja. Sin embargo, él seguía con su doble vida y continuaba manteniendo un segundo hogar. Aunque a ella y a su hija no les faltaba nada, la traición y saber que estaba casada con un mentiroso le afectó muchísimo.

Felipe no iba a cambiar y conforme pasaran los años la situación iba a ser cada vez peor. Parecían una familia de revista. Ambos muy guapos, con una posición social alta y exitosos en sus profesiones. A simple vista, una familia feliz, pero completamente rota por dentro. Vivían de apariencias y ninguno de los dos era capaz de decir la verdad. Isabel sabía que si sus padres se enteraban del segundo hogar de su marido, la situación se iba a poner muy tensa porque su papá, que era muy poderoso, podría acabar con la reputación de Felipe, algo que afectaría a sus hijas a futuro.

A los dos años nació Matilde. A diferencia del nacimiento de Paz, el hogar se fue quebrando aún más. Felipe ya no llegaba a la casa muchas noches y había comenzado a tomar muchísimo. La situación se estaba volviendo incontrolable, por lo que Isabel tuvo que acudir a sus padres y contarles lo que sucedía. Ella tenía miedo de la reacción de su papá, quien por el contrario fue amoroso y receptivo, y le sugirió que se divorciara por el bien de las niñas. Que sus hijas crecieran con padres divorciados le preocupaba mucho a Isabel, pues ella venía de un hogar de padres unidos y no quería que sus hijas fueran a sufrir por crecer lejos de su papá. Decidió buscar ayuda psicológica y durante sus sesiones tomó la decisión de pedirle el divorcio a Felipe, pues los desplantes y la falta de respeto ya habían tocado fondo. Incluso en una ocasión la había golpeado delante de las niñas. Paz ya tenía 4 años y podía entender lo que ocurría. Definitivamente ese ambiente no era en el que ella quería que crecieran las niñas.

Cuando Isabel habló con Felipe y le pidió el divorcio, él no se sorprendió. Le pidió a su abogado que continuara con el proceso y el divorcio se firmó sin ningún inconveniente. La custodia de las niñas quedaría en manos de Isabel y él las recogería cada 15 días, los fines de semana, les pagaría su educación y cumpliría con la manutención del hogar.

Durante los días del divorcio recibió la llamada de una mujer que le dijo que había estado con su marido hacia un tiempo. Que lo había conocido en una reunión y habían tenido relaciones sexuales sin protección, por lo que quería alertarla pues le habían diagnosticado virus del papiloma humano. Esta era la cereza del pastel. Isabel nunca había estado con otro hombre que no fuera Felipe y ahora estaba en riesgo de tener una enfermedad de transmisión sexual por culpa de sus infidelidades. No podía creer lo que le estaba ocurriendo. Llamó de inmediato al ginecólogo, quien la examinó y le hizo una citología que descartó esa enfermedad. Esa fue la gota que derramó el vaso y que le dio a Isabel la fuerza para acabar de una vez por todas con el apego emocional a esa relación. Ya no quería saber más de Felipe, solo limitarse a ser la madre de sus hijos y ya.

Su divorcio fue un escándalo social. Nadie se imaginaba que la pareja de revista tenía problemas y mucho menos que el príncipe de cuento de hadas tenía una hija de casi 6 años con otra mujer. Los chismes se regaron como pólvora y las cosas para la familia se complicaron a nivel social, algo que afectó muchísimo a Isabel.

El caso de Isabel es muy común en las mujeres con cáncer de mama. Cuando hablamos de este tipo de enfermedad es importante tener en cuenta que los senos están relacionados con la protección femenina y hacen parte de la simbología de ser madre. Cuando hay un conflicto entre nuestras emociones y creencias como mujeres y madres, o cuando nos sentimos culpables por no poder cumplir con el papel materno, podríamos darle paso inconscientemente al desarrollo de una anomalía en los senos como forma de autocastigo. Quiero hacer énfasis en «podríamos», pues cada enfermedad es diferente y cada persona es un universo, pero por mi experiencia en consulta, hay varios casos que se adhieren a ese patrón.

A veces nos juzgamos mucho como parejas, como madres, como compañeras, como miembros de la familia, somos nuestras críticas más severas y esto nos lleva a somatizar la rabia en enfermedades que podrían desencadenar incluso en cáncer. A nivel holístico y espiritual, el seno derecho está relacionado con lo racional y lo masculino, es decir con la responsabilidad como cabeza de hogar. También tiene que ver con no sentirse protegida por la pareja. Esto sucede cuando te cargas de muchas responsabilidades, cuando tienes miedo a que tu pareja, o a que un hombre importante en tu vida, como tu padre, hermano, hijo o esposo, te rechace.

Este era el caso de Isabel. Había vivido toda su vida con miedo a descubrir que las habladurías sobre las posibles infidelidades de su marido fueran reales. Con su divorcio, estaba teniendo que asumir las responsabilidades de madre y padre en su hogar. Felipe se había limitado a pasarle el dinero de las niñas, pero con el paso de los meses se olvidaba de recogerlas los fines de semana y ya no participaba en las actividades escolares. Había pasado de ser un excelente papá a convertirse en un padre ausente que solucionaba todo con dinero.

Podríamos decir que el caso de Isabel demuestra un conflicto con su pareja, en el que ella vivió muchas humillaciones, en el que vivió sumida en la desconfianza hacia él y, sobre todo, en el que siempre prevaleció el silencio. Durante años calló las infidelidades de su esposo para no afectar la imagen social que tenían. Si te das cuenta, este cáncer no les da solo necesariamente a mujeres con historial genético o a aquellas que tienen una mala alimentación. Isabel es una de mis pacientes más disciplinadas en sus hábitos alimenticios y ejercicio, pero el enojo, la imposibilidad de perdonar a su marido y todo lo que somatizó durante años hizo que su cáncer se gestara como una oportunidad para que ella se pudiera centrar en una sanación integral, en salir adelante y en comenzar un lindo proceso de recuperación.

Tras el diagnóstico Isabel comenzó con el tratamiento de quimioterapia, un proceso complicado para ella y sus niñas. Tuve la fortuna de poder acompañarlas durante esos meses. Aunque los síntomas físicos, sobre todo la inapetencia y las náuseas, complicaron el proceso los primeros días, la fe en Dios y la entrega a su tratamiento sacaron a Isabel adelante y todo salió bien.

El proceso de perdón hacia Felipe continúa. El hecho de haber aceptado que quiere salir adelante y recuperarse hace toda la diferencia. Isabel entendió que el cáncer llegó para ayudarle a tomar conciencia de que vivía en una situación de conflicto.

El caso de Isabel es un claro ejemplo de desvalorización —que es cuando una persona se siente incapaz de afrontar situaciones que le hacen daño, porque cree que merece lo que le pasa— y de una relación muy conflictiva con su pareja, y por esto el cáncer se manifestó en su seno derecho.

Ahora de seguro te preguntarás qué ocurre con las mujeres que presentan cáncer en el seno izquierdo. Bueno pues este seno simboliza la feminidad, lo intuitivo y en la mayoría de los casos está relacionado con los hijos, con la madre o con una pérdida muy importante en la vida.

Ese es el caso de Carmen, una mujer de 56 años que llegó a mi consulta tras haber sido diagnosticada con cáncer en el seno izquierdo. El suyo era un diagnóstico más complicado que el de Isabel, pues venía de haber tenido una metástasis en el seno derecho que se había desarrollado tras la muerte de su hijo, Germán. El hijo de Carmen era sargento del ejército y estaba en una misión en la selva colombiana cuando murió. Había crecido junto a su madre hasta que entró a las Fuerzas Armadas. Era la luz de sus ojos y su único hijo.

El esposo de Carmen la abandonó cuando quedó embarazada. Desde entonces, a punta de vender tamales y preparar comidas para los políticos de la ciudad donde vivía, sacó adelante a Germán. Cuando su hijo le dijo que se uniría a las filas del ejército, para ella fue un honor saber que le serviría a la patria, pero tuvo un mal presentimiento de que algo malo podría pasarle.

Había llegado la Navidad y Germán tendría unos días libres para disfrutar en familia, así que rentaron una finca en un pueblo cercano y se fueron a disfrutar con sus tíos y primos. Carmen recuerda esa Navidad con muchísima nostalgia, porque en el fondo del corazón presentía que sería la última que pasaría con él. Las fiestas transcurrieron con tranquilidad y en enero Germán regresó al batallón donde estaba asignado. Aunque no le contaba detalles acerca de las tareas que debía desempeñar en su trabajo, un domingo le llamó para despedirse porque tenía una misión. Esa fue la última vez que Carmen escuchó su voz. Tres días más tarde el comandante del batallón le llamó para decirle que su hijo había muerto en combate y que lamentaba muchísimo su pérdida.

El mundo se le vino encima, su hijo, su más preciado tesoro, se había ido. Como siempre fueron solo los dos, ella lo cuidó, y cuando una condición cardiaca le impidió seguir trabajando, los roles se reversaron y él se encargó de que a ella no le faltara nada. La muerte de un familiar nunca es fácil de superar, pero en el caso de Carmen era aún más complicado: su único hijo se había ido. ¿Qué iba a hacer ahora? ¿Qué sería de su vida si había dejado de trabajar por condiciones médicas?

Trabajamos durante un año completo mientras Carmen sanaba su corazón y se realizaba el tratamiento médico por el cáncer. Al contrario de lo que ella pensó, resultó ser muy fuerte. Además, cumplía con sus tareas e hizo todos los protocolos de biosanación que le puse y con el paso de los meses comenzó a recordar a Germán con muchísimo amor y agradecimiento, de una manera muy hermosa. Dejó de llorar cada vez que pensaba en él. Dentro del proceso del duelo esto significa la aceptación de la pérdida. En la actualidad Carmen continúa en observación médica. Su estado de ánimo ha cambiado muchísimo y volvió a trabajar cocinando el menú semanal para varias familias. Volver a producir, trabajar y ser económicamente independiente ha sido esencial en su proceso de recuperación.

Miedo y rabia son nuestros peores enemigos (los problemas digestivos)

Voy a comenzar con un ejercicio bien sencillo que siempre hago con quienes acuden a mi consulta. Vas a cerrar los ojos y a pensar en una situación que te genere angustia. Cuando tengas la situación en tu cabeza, fíjate en qué órgano sientes malestar, dolor o resentimiento. Podría apostar a que sientes algo en tu estómago. Y ¿por qué sucede esto? Porque nuestro sistema digestivo es el corazón de las emociones y el encargado de somatizar absolutamente todo lo que sucede en nuestro sistema emocional.

Si bien el cerebro está encargado del funcionamiento de nuestro cuerpo, yo me atrevería a decir que esa misma importancia la cobra el estómago también, pues todo lo que consumimos entra por la boca y baja al sistema digestivo, en donde se reparten muchas funciones vitales. Es tan importante, que cuando comemos algo que no nos cae bien, cambia nuestro estado de ánimo, nos duele la cabeza y nos cuesta trabajo concentrarnos.

Desde el punto de vista de la biodescodificación de las enfermedades, el estómago, además de recibir la comida, es el encargado de recibir los conflictos, las tristezas, los traumas y las amarguras. Es el encargado de que logremos digerir cada bocado, pero por ser un órgano emocionalmente sensible, existen alimentos que no procesa y por eso nos manda de inmediato al baño. Lo mismo sucede cuando tenemos sentimientos que no somos capaces de digerir y los manifestamos con inflamación, estreñimiento o diarrea. Si miramos la salud intestinal más allá de lo físico, encontraremos que las personas que sufren alguna dolencia en el estómago son personas intolerantes que viven con desagrado alguna situación. Estos malestares también suelen ocurrir en quienes se niegan a cambiar su forma de pensar y son muy críticas consigo y con los demás. Las personas que callan y se «tragan» lo que les pasa o lo que sienten, o que son temerosas a los cambios, pueden presentar también problemas en el aparato digestivo.

Un claro ejemplo de esto es la gastritis emocional —y aquí te quiero dar una pista para identificar cuando una enfermedad está denunciando que sientes enojo o irritación—. Si te sientes enfermo y vas al médico, y te diagnostica con alguna enfermedad que termina en «itis», debes analizarlo, pues tu cuerpo te está gritando que tienes ira, rabia, mal humor, rencor, pues te has sentido engañado o traicionado.

Físicamente la gastritis se caracteriza por una inflamación en la mucosa gástrica que se refleja en un ardor, o quemazón, en el estómago. A simple vista, si hablamos de ardor en el estómago diríamos que es importante cambiar la dieta, dejar el picante, dejar las salsas y los lácteos, pero las cosas no son tan sencillas. Está comprobado que los malestares desencadenados en el aparato digestivo tienen relación directa con los factores nerviosos;

por eso es que hoy en día la mayor epidemia del siglo XXI es el estrés, y así lo dice el Dr. Carlos Jaramillo en su libro *El milagro antiestrés*. El estrés nos quita el sueño, nos paraliza y no deja que nuestro cuerpo cumpla correctamente con todas sus funciones.

Algo parecido sucede con el estreñimiento. Piensa en algún momento de tu vida en el que no has podido ir al baño de forma natural. Si haces memoria, y tienes unos buenos hábitos alimenticios, recordarás que no fuiste al baño cuando saliste de viaje, cuando tuviste que compartir el baño con alguien más o cuando madrugabas de prisa y te salías de la rutina. En otros casos más delicados, cuando tu jefe te regañó y te sentiste lastimado(a), o tuviste una ruptura y no has podido digerirla.

El caso de las úlceras es bastante particular también, pues a nivel emocional podría estar relacionado con que estás viviendo una situación familiar que te está afectando y no estás pudiendo digerirla. En este caso la úlcera llega a nuestra vida cuando esa situación es bastante crónica y no la hemos sabido llevar o entender. Explica Monsalud Luque en su artículo «El estómago según la biodescodificación», que aquellas personas con úlceras gástricas pasan por situaciones indigestas en las que se ven obligados a convivir con alguien que no soportan, o tienen una relación con alguien que deben tratar con frecuencia y que no pueden digerir. Básicamente que «no la tragan».

«Mi marido me dejó por una mujer más joven»

Lucía es una señora con uno de los rostros más hermosos que he visto en toda mi vida. Es de Guadalajara, México, y tiene 54 años de edad. Se casó con su primer novio y desde entonces se dedicó a ser la madre de 4 varones y a cuidar de su rancho, en el que vive hace 23 años, desde cuando se casó con Gustavo.

Si bien la cultura mexicana se caracteriza por ser una cultura machista —como en general casi toda la cultura latinoamericana, como podemos ver en las historias de este libro—, en la que el hombre es el proveedor y la mujer se encarga de las labores del hogar, Lucía había estudiado administración de empresas. Cuando tuvo a sus hijos, llegó a un acuerdo con su esposo para dedicarse a administrar las tareas del hogar y todo lo relacionado con la familia. Ella no tenía ojos para ningún otro hombre que no fuera Gustavo. Sus hijos eran su adoración y, aunque ya todos se habían graduado de la escuela e iban a diferentes universidades, eran una familia muy unida.

Lucía y Gustavo seguían llevando una vida sexual activa, pese a los años de matrimonio, e intentaban irse de viaje por lo menos una vez al mes para desconectarse y hacer terapia de pareja. Pero, con el paso de los años, su relación comenzó a enfriarse, pues Gustavo tenía cada vez más negocios y debía viajar mucho a Ciudad de México y a Monterrey. Sin embargo, se mantenían unidos, firmes y siempre llenos de amor y complicidad.

Gustavo es un empresario muy reconocido en México y por eso la situación económica de la familia es bastante privilegiada, pero por la época en que iban a cumplir 21 años de casados, Lucía comenzó a notar que Gustavo estaba extraño. Salía de viaje y se le olvidaba avisar cuando aterrizaba en algún destino. Cada día eran menos los detalles y las palabras lindas que tenía hacia ella. Un día, Lucía quiso sorprenderlo en uno de sus viajes y sin avisarle llegó al hotel donde se estaba hospedando. Buscó la manera de saber el número de la habitación, diciéndole a la señorita del *lobby* que quería darle una sorpresa a su marido por su aniversario de bodas. Cuando tocó a la puerta le abrió una mujer muy guapa de unos 25 o 30 años. En un principio pensó que se había equivocado de habitación, pero segundos después Gustavo se asomó a la puerta en bata. Cuando vio a Lucía le dijo que él podría explicarle la situación. Sin embargo, había poco que explicar. La escena lo decía todo, su esposo le era infiel con una mujer más joven que ella.

Regresó a Guadalajara y les contó a sus hijos lo que había sucedido; ellos, muy molestos, enfrentaron a Gustavo y le exigieron que se fuera de la casa. Gustavo les pidió que se tranquilizaran que todo tenía una explicación. Sin embargo, ninguno quiso escuchar sus excusas y lo sacaron de la casa con sus maletas.

Pasaron los días y Lucía no salía de su habitación. Lloraba sin control y había dejado de comer. El apetito se le había cerrado por completo y solo quería llorar y quedarse acostada. Por fin un día entró al baño y se dio cuenta que había salido sangre en su materia fecal. Llevaba varios días sin hacer deposición, pero no se había dado cuenta porque como no estaba comiendo pensaba que era normal no hacer del baño. Al recapacitar cayó en cuenta de que llevaba 6 días así, algo que era muy extraño, pues su digestión siempre había funcionado muy bien.

Llamó al médico y le mandaron a hacerse exámenes gastrointestinales de rutina. Le realizaron una colonoscopia y una endoscopia, y todo parecía estar bien. Estaba presentando un caso de estreñimiento, pero nada más. Confiada en el resultado de los exámenes, hizo caso omiso a lo de la sangre y continuó su vida común y corriente. Pasaban los días y por más que había retomado sus hábitos alimenticios, no lograba ir al baño. Llamó a su mejor amiga, quien le recomendó que comprara un laxante a base de ciruelas. Aun así, Lucía no vio los resultados esperados. Los laxantes le generaban unos cólicos brutales y su movimiento intestinal no lograba ser el mismo de antes. Con el paso de los días comenzó a retener líquidos, sentía el estómago inflamado y tenía todo el tiempo una pesadez que no la dejaba continuar con sus labores diarias.

Desesperada por no hallar respuestas médicas, Lucía acudió a un médico funcional en México, quien le explicó que necesitaba hacer un cambio radical en su dieta. Para él, el exceso de azúcar y ultraprocesados estaba afectando su colon y ello, sumado a los nervios que había desarrollado desde su separación, causaba que su cuerpo estuviera somatizando todo. Comenzó el tratamiento que le mandaron, pero su salud no mejoraba, por lo que el médico la remitió a mi consulta y comenzamos a trabajar juntas.

Si bien es cierto que necesitaba hacer algunas modificaciones a su dieta, para mí, después de su primera consulta, se trataba de un caso 80 % emocional y 20 % alimenticio. Lucía no podía perdonar el hecho de que su marido la hubiera cambiado por una mujer menor que ella y no lograba digerir esa situación. Se estaba convirtiendo en una persona agresiva, llena de enojo, y su cabeza y su estómago daban vueltas todo el día. Pero lo más delicado aquí era que el miedo a continuar sin su esposo se estaba apoderando de ella.

No lograr asimilar la situación a la que se enfrentaba le hacía tener náuseas constantes y comer por obligación. Sus dolores de estómago eran insoportables. Comenzamos por trabajar la aceptación, pues este era el primer paso para comenzar a sanar. Un paciente puede hacer cualquier tipo de dieta, pero mientras no acepte que se está haciendo daño y que debe sanar una situación, no habrá receta milagrosa que valga. Ya sabíamos que lo sucedido no podríamos borrarlo y que por tanto debíamos buscar soluciones para que pudiera continuar con su vida. No íbamos a lograr nada; ya ni llorar era bueno. Gustavo había optado por acostarse con una mujer más joven y no había nada que hacer.

Lo que más le dolía a Lucía es que siempre trató de cuidarse y mantenerse atractiva. Se había sometido a muchísimos tratamientos de belleza con tal conservar su hermoso rostro y su cuerpo en forma. Aquí el ego estaba jugándole una mala pasada. Desde niña había crecido con la idea de que tenía uno de los rostros más perfectos de Guadalajara, y hasta le habían propuesto ser reina de belleza, pero nunca quiso porque su sueño era ser madre joven.

Modificamos su dieta de manera drástica y comencé haciéndole preguntas muy básicas que quizás, si sufres de estreñimiento, te podrían servir:

1) ¿Consumes azúcar, alimentos procesados, lácteos o gluten?
2) ¿Duermes menos de 7 horas al día?
3) ¿Bebes poca agua?
4) ¿Eres sedentario(a)?
5) ¿No te gustan los vegetales ni las frutas?
6) ¿Vives estresado(a)?

En el caso de Lucía las respuestas a las 6 preguntas fueron afirmativas, por lo que optamos por los siguientes cambios:

1) Comer alimentos ricos en fibra, como los vegetales, semillas, nueces y frutas (lo ideal es consumir entre 100 y 150 gramos de fibra al día).
2) Tomar prebióticos a diario, recomendados por su médico.
3) Agregar todos los días 2 cucharadas de linaza molida a un vaso de agua. Dejarlo reposar durante la noche y tomárselo en ayunas.
4) Aumentar el consumo de grasas buenas, como el coco, el aguacate y las semillas.

5) Pasar a dormir entre 7 y 8 horas.
6) Comenzar a beber mínimo 2 litros de agua al día.
7) Contratar a un entrenador personal de lunes a viernes.

Con el paso de las semanas el estreñimiento de Lucía fue mejorando. El apetito regresó y comenzamos a documentar en un diario lo que comía todos los días para identificar si existía algún alimento que le afectara particularmente el movimiento intestinal. Este ejercicio se lo recomiendo siempre a todas las personas que me escriben por dolores de estómago o problemas digestivos: deben documentar lo que consumen en su día a día. Esto ayuda a identificar patrones de alimentación que pueden estar afectando la digestión. Por ejemplo, si ves que el lunes, miércoles y jueves no pudiste ir al baño y que la noche anterior consumiste carne roja y brócoli, haz el ejercicio de eliminarlos por una semana de tu dieta para ver cómo se comporta tu digestión. En muchísimos casos, las carnes rojas, los granos y las coles (que incluyen al brócoli, la coliflor y y las coles de Bruselas) estriñen mucho. Los lácteos y los ultraprocesados también afectan la digestión.

Leía una publicación de la doctora Pilar Restrepo, médica funcional y miembro del Instituto de Medicina Funcional en Colombia, en la que asegura que los mejores ingredientes para un intestino sano son los carbohidratos de buen origen, el agua, y evitar los aditivos y pesticidas. Según Pilar, entre los mejores aliados del intestino están:

1) *El caldo de hueso*: Por ser rico en glicina y glutamina, es el mejor alimento para las células que recubren el intestino.

2) *El cartílago y la carne con hueso*: Su riqueza en tejido conectivo en forma de colágeno, glutamina y glicina lo hacen un superalimento para articulaciones, intestino y piel.

3) *La kombucha*: Es una bebida fermentada rica en bacterias buenas para el intestino.

4) *El chucrut y alimentos fermentados que contienen bacterias probióticas*, lo que hace que en esta forma sean mucho mejor absorbidos.

5) *El kéfir*: Las bacterias y levaduras que contiene favorecen una flora intestinal sana.

6) *Los carbohidratos almidonados*, como plátanos, tubérculos, zanahoria y calabaza, tienen fibras solubles que alimentan la flora intestinal. La papa, el plátano y el arroz también.

7) *El jengibre* ayuda con el vaciamiento gástrico.

8) *El café o el té verde*: El ácido clorogénico que contienen alimenta las bacterias del colon y puede regular el movimiento intestinal.

«Tengo mucho miedo»

Marcelo tiene 30 años y es músico de profesión. Estudió en una reconocida universidad de Estados Unidos, pero cuando regresó a Chile, su país natal, se encontró con la dificultad de conseguir trabajo en su campo.

Venía de una familia tradicional de médicos en la que todos criticaban que quisiera ser músico. Su abuelo le decía que la música no servía para nada y que estaba tirando el dinero al estudiar esa carrera. A él no le importaba lo que le dijeran, pues desde niño tenía mucho talento para la guitarra y le fascinaba tocar y cantar.

Cuando regresó a Chile comenzó a buscar trabajo, pero pasaban los meses y nada que conseguía. Su miedo por contarle a sus padres la angustia que sentía lo hicieron callar y comenzó a tener ataques de pánico. Se encerraba en su cuarto y no quería salir. Tenía pánico de enfrentarse al mundo y de ser rechazado por haber estudiado, como le decía su abuelo, una carrera que solo lo había hecho tirar el dinero.

Ignacia, la hermana de Marcelo, lo notaba muy extraño, y les dijo a sus padres que él no estaba saliendo de la habitación y que cada vez que le llevaban comida, no quería recibirla. Su madre se alarmó y llamó a una amiga psicóloga y la puso en contacto con Marcelo para que lo ayudara. Le recomendó que hiciera ejercicio y le recetó unas gotas bioenergéticas para calmarle los nervios. Lo cierto es que mientras seguía encerrado en su cuarto, los dolores de estómago y los ataques de pánico no mejoraban, y es que el miedo, en término de sentimientos, puede afectar a numerosos órganos distintos y, peor aún, puede intensificar el dolor de cualquiera de ellos. Por ejemplo, si tienes dolor de cabeza y a la vez tienes miedo, la cabeza te va a doler más que si no tuvieras miedo. Esto ocurre porque el miedo provoca los mismos conflictos que si enfrentamos una desvalorización o un rechazo.

Cuando su hermana lo envío a terapia conmigo logramos hacer un trabajo muy interesante con Marcelo, pues en casos como el de él es clave identificar si la persona se siente frente a un miedo real o a un miedo imaginario. Es decir, un miedo real es que no puedas conseguir trabajo y te estés muriendo de hambre, y otro muy diferente es el miedo por suposición, o mejor llamado miedo imaginario, en el que supones que porque no conseguiste trabajo en tres meses vas a terminar en la calle y a fracasar de por vida.

Identificar qué tipo de miedo tienes es muy importante para poder abordar tu caso en terapia. Si bien ambos se pueden manifestar con dolor de estómago o problemas digestivos, cuando estamos ante un miedo real buscar la solución es mucho más sencillo que cuando estamos frente a un miedo imaginario. El simple hecho de que sea un miedo basado en el futuro o en la incertidumbre hace imposible encontrar una solución y afrontarlo.

El caso de Marcelo era un ataque de pánico por la incertidumbre de no saber si iba a conseguir trabajo o iba a poder vivir de la música en un futuro. Que no consiguiera trabajo apenas regresara a Chile no significaba que fuera a fracasar, pero su cabeza estaba tan angustiada, que la manera en que reaccionó fue poniéndose en blanco y ensimismándose para no enfrentar la realidad. Este caso es muy común y es una clara muestra de que estás viviendo en la universidad de la vida, en la que el día a día nos trae aprendizajes y respuestas.

Tras varios meses de terapia, Marcelo logró tener más calma y dejar el medicamento psiquiátrico que le habían mandado para tranquilizarlo. En la actualidad trabaja impartiendo clases de música en una universidad en Santiago de Chile y los fines de semana toca jazz en un bar cerca de su casa.

Si estas teniendo un dolor de estómago recurrente, un estreñimiento o vives con diarrea permanente, primero debes ir al médico para descartar que haya una enfermedad delicada. Pero aun así, a pesar de que es imperativo que te examine un profesional de la salud, desde tu casa puedes buscar el origen de tu molestia. ¿Qué hay dentro de ti que no estás pudiendo digerir? ¿Qué es lo que te genera intolerancia hacia los demás? Te aseguro que a tu estómago le encantaría que te relajaras y dejaras ese deseo de controlarlo todo. Quizás el dolor está llegando a tu vida para que te vuelvas más flexible y tengas la capacidad de aceptar los cambios que ella trae todo el tiempo.

Me duele todo el cuerpo

Amanecer con dolor de cuello, de espalda o de músculos se ha convertido en la nueva normalidad. Vivimos tan angustiados y llenos de «achaques», que las contracciones musculares son ahora el pan de cada día. Pero lo cierto es que, como has visto a lo largo de este libro, tener dolor de cabeza, de estómago o vivir con dolor de espalda, de cuello o dolor articular no es normal. Yo me pregunto y te pregunto: ¿Por qué será que hoy en día nos duele todo y cuando éramos niños no? ¿Será que no vivimos tan felices como antes? ¿Será que somos rígidos frente a los desafíos de la vida?

Les confieso que me da risa, porque cuando me reúno con amigas de mi edad —tenemos entre 30 y 40 años—, nos sentamos a escuchar los males de las otras y es como si viviéramos en una cultura del dolor. Y peor aún, nos creemos médicas y vamos compartiendo el medicamento que le sirvió a la una o a la otra.

De unos 5 años para acá he venido escuchando un diagnóstico en varias personas jóvenes, sobre todo mujeres, que me llama la atención: la fibromialgia. Esta es una afección crónica que genera dolor en todo el cuerpo y que, aunque sus causas no son muy claras, los médicos aseguran que se debe a eventos trau-máticos y que se puede generar después de accidentes. Algunos expertos afirman que no debe considerarse como una enferme-dad, debido a la falta de anormalidades en los exámenes físicos. Sin embargo, actualmente se denomina fibromialgia a un grupo de síntomas y trastornos musculoesqueléticos poco entendidos, que se caracterizan fundamentalmente por dolor permanente y rigidez en los músculos.

Te quiero compartir la historia de Vanessa, una gran mujer que además de ser mi amiga se convirtió en mi paciente, tras la desesperación que sentía por no encontrar una solución a los dolores que tenía en las articulaciones, sobre todo en los brazos.

Vanessa es una reconocida modelo colombiana, bellísima y exitosa. Con el paso del tiempo y el crecimiento de las redes sociales, su trabajo comenzó a verse opacado por la aparición de nuevos talentos o *influencers*, que salían demostrando habili-dades diferentes a las de ella y que, con el paso del tiempo, iban adquiriendo popularidad. Sus ingresos empezaron a disminuir y cada día le entraba menos dinero, pues las marcas dejaron de contratar a modelos y actrices para centrarse en *influencers* de redes sociales para sus campañas publicitarias.

Con una niña de 5 años y siendo madre soltera, su angustia era inevitable. No sabía qué iba a pasar y de dónde iba a sacar el dinero necesario para la educación de su hija. El padre de la niña era un narcotraficante que había sido extraditado a Esta-dos Unidos y que cuando se entregó a la justicia no pudo dejarle casi nada a Vanessa. Desde que salió del país, ella no volvió a saber nada de él, solo que estaba en una cárcel de máxima segu-ridad en Florida.

Pese a que toda su vida había gozado de buena salud y que sus hábitos alimenticios eran muy buenos, los dolores en los brazos y piernas cada día le afectaban más. En un inicio pensó que se trataba de un sobrentrenamiento y le dijo a su entrenador que le estaba exigiendo mucho y que estaba preocupada porque la rutina de ejercicios que seguía le estaba afectando. Tuvo que suspender el gimnasio, pero pasaron los días y la situación empeoró. Desesperada por los dolores, decidió acudir al médico y este le diagnosticó fibromialgia. Para Vanessa ese diagnóstico era como si le estuvieran hablando en chino, pues jamás había escuchado algo así. Lo único que le dijo el doctor es que eso no tenía cura y que debía hacer terapia para que los dolores no fueran tan fuertes.

Si bien el médico le había dado un diagnóstico clínico a Vanessa, era evidente que estábamos ante un caso de mucha angustia y emociones encontradas que la ponían nerviosa, tensa y, sobre todo, rígida. Desesperada por los dolores me llamó y me dijo que llevaba 4 meses en tratamiento y que sus dolores no disminuían. Le pedí que me diera la oportunidad de acompañarla en su proceso, ayudándole a liberar todas esas emociones que yo sabía que tenía reprimidas.

Ella venía de una familia muy difícil: a su padre lo había matado la delincuencia común y su madre era una mujer muy demandante que se metía en cada cosa de su vida. Pero, así como ella opinaba y criticaba todo lo que hacía Vanessa, no estaba realmente pendiente de ella. Era extraño, pero yo estaba segura de que sentándonos a trabajar íbamos a poder desenredar el asunto.

A nivel emocional la fibromialgia aparece cuando el paciente piensa que todas las personas a su alrededor deberían estar pendiente de él. De cierta forma podríamos decir que una persona que padece esta condición pretende que quienes lo rodean adivinen qué le duele, pero a su vez le irrita que se entrometan en su vida.

Si vamos al origen de la palabra, te darás cuenta que la fibromialgia está relacionada con un gran conflicto en las relaciones familiares.

Fibro hace referencia a las fibras y lazos familiares.

Mio se refiere al músculo y está relacionado con la noción de fuerza.

Algia es el dolor emocional que me causan algunas situaciones y que se refleja en dolor físico.

Según Joan Marc, autor del Diccionario de biodescodificación, quienes padecen esta enfermedad son personas excesivamente serviciales y necesitan el dinamismo de la familia. A este tipo de personas les gusta la convivencia familiar, pero a su vez se sienten forzadas a dar explicaciones o pedirle permiso a los demás para hacer cualquier cosa. Para los expertos en descodificación de emociones, el paciente diagnosticado con esta condición siente que tiene un doble compromiso familiar. Un ejemplo sería una persona que siente fidelidad hacia su hogar, pero al mismo tiempo considera que su familia le causa sufrimiento. En otros casos la persona tiene un conflicto a la hora de decidir qué dirección dar a su vida. Tiene un conflicto de desvalorización, gracias al cual siente que la situación que vive es demasiada carga, pero se siente obligado a servir a los demás olvidándose de sí mismo.

Todo esto lo estaba viviendo Vanessa. Era impresionante ver cómo una mujer tan hermosa, exitosa y llena de virtudes se sentía desvalorizada porque ya no ganaba la misma cantidad de dinero que antes. La muerte de su padre la había hecho crecer con una ausencia de amor paterno, de lo cual no era consciente. Su madre le había enseñado que en la vida tocaba ser fuerte, porque todo es muy difícil, y quejarse es de débiles.

Había crecido en compañía de sus abuelos, que la consentían mucho. Su abuela tenía un orfanato y por eso desde pequeña creció haciendo labores sociales, ayudando a los niños y estando al servicio de la comunidad. Para ella, primero estaba servir y después pensar en su bienestar, algo que era muy lindo de su parte, pero que la hacía olvidarse de sí misma y enfocarse en el trabajo para sacar a su hija adelante, sin caer en cuenta de que algo dentro de ella estaba mal, que la angustia y los nervios se estaban apoderando de ella.

Cuando comenzamos terapia le pedí que se olvidara de nuestra amistad y que pensara en mí como su terapeuta. Le pregunté qué la tenía tan rígida ante la vida y por qué quería llamar la atención de su madre. De inmediato me respondió de manera defensiva que ella no quería llamar la atención de nadie, simplemente necesitaba trabajar. Era evidente que su alma estaba buscando ayuda a gritos y al no sentir el respaldo de sus seguidores en redes, al verse opacada y en un segundo lugar, necesitaba llamar la atención de alguna manera.

Comenzamos haciendo un proceso de perdón hacia su padre, pues de forma inconsciente, a pesar de que ella sabía que lo habían asesinado, no le perdonaba haberla abandonado y dejarla junto a su madre, una mujer hiriente que desde niña la maltrataba física y verbalmente. No me vas a creer, y quisiera que tuviéramos a Vanessa acá al frente para que ella misma te describiera cómo durante esa sesión sintió un calambre en sus brazos como si algo la hubiera invadido. Asegura que fue mágico e instantáneo. Como si la sanación hubiera entrado por sus músculos y se hubiera apoderado de ella.

Terminamos la sesión y Vanessa tenía que irse al jardín de niños a recoger a su hija. En la noche recibí un mensaje hermoso que me hizo llorar y que decía: «Caro, puedo mover los brazos y el dolor es mínimo. Gracias por ayudarme a perdonar a mi papá».

Como el caso de Vanessa, hay cientos de personas que necesitan ayuda y ser escuchadas. Los procesos de perdón a nuestros padres son fundamentales para la sanación de los pacientes. Muchas veces no caemos en cuenta de que una agresión física o verbal, o tenerle miedo a nuestra madre o a nuestro padre, o haber crecido como víctima de violencia intrafamiliar, puede desencadenar en nosotros traumas que con el paso de los años terminan manifestándose en enfermedades.

Vanessa había sentido un primer abandono tras la muerte de su padre. A esto se sumaban las críticas de su mamá, que ella pensaba que eran normales, pero que al trabajarlas en terapia nos dimos cuenta que la tenían traumada. El hecho de que su mamá criticara cada cosa que Vanessa hacía, obligaba a esta a buscar la aprobación permanente de cada uno de sus actos. Como resultado de eso apareció el tercer aprendizaje, que fue el de sus contratos como modelo. Ser rechazada por no ser tendencia popular en el momento le estaba generando una tristeza inmensa y le revivía los traumas de su infancia, entonces buscaba la atención de los demás a través de la enfermedad.

«Me duele la espalda, ya no doy más»

Manuel es un dermatólogo con un corazón de oro. Lo conocí en una cena en casa de otro amigo médico. Ese día nos compartió que cada día su espalda le dolía más y que no entendía qué estaba sucediendo, pues el dolor a veces le generaba unos calambres que médicamente no tenían explicación. En la cena había varios médicos y cada uno le dio su opinión. Yo simplemente los escuchaba, porque me encanta aprender de esa comunidad. Los considero verdaderos sabios. Tras escuchar la opinión de cada uno de sus colegas, Jaime, un amigo mío, dijo que yo me dedicaba a la sanación de emociones, algo que pensé que no entendería. Sin embargo, muy abierto de mente, me dijo que le interesaba tener una sesión conmigo para ver qué podíamos encontrar.

Me contó que llevaba 14 años con unos dolores de espalda muy complicados. No era casualidad que hacía 14 años también su familia hubiera sufrido una quiebra económica y él hubiera asumido los gastos de la casa de sus padres, además de sus estudios de Medicina, que eran muy costosos.

En su primera sesión me centré en unas preguntas básicas que me arrojaron grandes conclusiones. Me compartió que se sentía sin apoyo y con muchas responsabilidades económicas, y que tenía mucho temor de que le faltara el dinero. Algo que era más un miedo imaginario que traía desde su infancia, porque la realidad es que le iba muy bien. Me contó que su papá siempre le decía que el dinero, así como llegaba se iba, y que para ganarlo tocaba trabajar muy duro, pues al final siempre faltaría la liquidez. Lo que le sucedía a Manuel es muy común y es parte de las creencias limitantes con las que crecemos. Si pensamos que el dinero es malo y que así como se viene se va, atraeremos exactamente eso, afirmando nuestros miedos. Eso era lo que le sucedía a él. También me compartió que cada vez eran mayores las responsabilidades y que de cierta forma sentía que iba contra la corriente en muchos temas de su familia.

Su relato reflejaba el típico cuadro de un paciente con dolor de espalda por somatización de cargas. Su dolor le estaba gritando que no podía cargar con más responsabilidades, que debía liberarse y fluir en tranquilidad. La vida le estaba pidiendo que se sintiera merecedor de la abundancia y la prosperidad que en efecto crecían a su alrededor. Que era momento de confiar en el plan divino. Ante este panorama, por más terapia, masaje y medicamento que Manuel tomara, hasta que él no se liberara de esa angustia, iba a ser muy complicado que el dolor desapareciera.

Manuel y yo comenzamos a trabajar en sus emociones. Fuimos a la raíz del problema, que se basaba en creencias de su infancia y en una falta de merecimiento, pues consideraba que no merecía todo lo que ganaba por todo lo que su padre le había dicho siempre. Así mismo, cuando vio que su familia se fue a la quiebra, pensó que tener dinero era un problema y se sintió en la necesidad de protegerlos. Era quien tenía el mejor salario y consideraba que debía regresarles a sus padres todo lo que ellos le habían dado.

A nivel de emociones, la espalda representa nuestro sistema de apoyo y es nuestro epicentro corporal, por lo cual es claro que una persona con un dolor de este tipo se siente desprotegida. En los pacientes con dolor de espalda superior se evidencia un sentimiento de falta de apoyo emocional. A quienes les duele la espalda media se sienten en muchos casos culpables por el pasado, mientras que quienes sienten molestia en la espalda baja tienen alguna angustia financiera o miedo de que les falte el dinero. Manuel presentaba los tres casos y su espalda le pedía a gritos libertad, paz y mayor tranquilidad.

«Me arden las articulaciones»

A los 31 años, Adriana fue diagnosticada con artritis reumatoide, una enfermedad que sufrían su madre y su abuela. El primer día que la conocí quedé un poco sorprendida porque durante la hora de terapia ni siquiera me dejó hablar. Ella se desahogó de principio a fin. Recuerdo que me dijo que su vida era muy difícil, pues estaba perdiendo la vista desde hacía unos años y se había casado con un hombre muy mujeriego y mentiroso.

Había perdido su trabajo el mes anterior y estaba preocupada por las sesiones de terapia que tendría que pagar para sanarse. Le pedí que se tranquilizara y que me diera la oportunidad de escucharla para luego explicarle qué haríamos. Durante toda su conversación no la escuché decir una sola cosa positiva.

A nivel médico la artritis reumatoide es una enfermedad inflamatoria crónica que afecta las articulaciones, sobre todo las de las manos y los pies. Para disminuir esta inflamación, desde la medicina funcional, recomiendo una dieta alimenticia. Para estos casos resulta muy positiva una alimentación paleo, es decir rica en vegetales, proteínas animales, carbohidratos de bajo índice glicémico y todos los alimentos procedentes de la naturaleza. A los pacientes que tienen casos de artritis, les sugiero abstenerse de comer ultraprocesados, azúcar, lácteos y gluten.

Desde el punto de vista emocional, los pacientes con esta condición tienden a ser personas muy negativas, como Adriana. Personas que se critican a sí mismas y a los demás. En muchos casos estas personas tienen un conflicto de desvalorización en su profesión, sienten ira o rabia acumulada y se niegan a obedecer a una autoridad, por lo que de forma inconsciente ven su movilidad limitada y no logran expresarse libremente. Ese era el caso de Adriana. La habían despedido de su trabajo por su mala relación con uno de los jefes, quien no la dejaba expresarse libremente, y esto la hacía sentirse constantemente oprimida y subyugada. Por esto adoptaba comportamientos de recogimiento, que resultaban en la rigidez articular.

Tras escucharla durante su primera consulta, le pedí que hiciera una carta desahogándose y pidiéndole perdón a sus articulaciones. En principio me miró como si estuviera loca, pero le expliqué que necesitábamos que ella se perdonara a sí misma para poder continuar. A la siguiente sesión llegó una paciente completamente diferente. Me recibió con una sonrisa de oreja a oreja y me dijo que había entrado a trabajar al lugar que siempre había soñado y que estaba dispuesta a sanarse.

Yo sé que Adriana va a leer este libro y quiero felicitarla públicamente, porque, aunque pensé que su caso sería muy difícil, después de tres sesiones su mejoría fue sustancial. Es impresionante ver cómo una persona que tiene el deseo de sanarse lo logra. Pese a su herencia de artritis, hoy en día asegura que de su dolor inicial solo le queda un 20%. Ella solita ha hecho su proceso. Cada vez que llegamos a la sesión, Adriana me dice qué tema quiere tratar y lo más lindo de todo es cómo ha ayudado con este conocimiento a su abuela y a su madre. En la actualidad, las tres son pacientes mías y con esa familia hemos logrado unos resultados increíbles.

Los dolores articulares son de las molestias más complicadas que puede vivir un paciente. Muchos lloran por el ardor y he sido testigo de ello. Si tú tienes esta condición, lo primero que debes hacer es trabajar junto a un médico especialista. Lo segundo es revisar tu dieta, pues con una alimentación antiinflamatoria puedes sobrellevar muchísimo los dolores articulares. En tercer lugar, te sugiero que busques ayuda emocional. Puedes comenzar evaluando tu rigidez, la posición que tienes ante las figuras de autoridad y, sobre todo, la flexibilidad que tienes frente a los desafíos de la vida.

Aquí quiero dejarte unas frases que puedes repetir diariamente y que te van a ayudar mucho:

- «Acepto los cambios que se presenten en mi vida con confianza».
- «Entiendo que el proceso de cambio está en mí y en quienes me rodean».

- «Reconozco mi poder y me hago responsable de mis resultados».
- «Soy flexible ante los desafíos que me trae la vida».

¿Y cuál es la solución?

Ojalá existiera una fórmula mágica para superar los dolores o una pastilla para superar la tristeza, la angustia y calmar los nervios, pero la realidad es que no existe ninguna solución más eficaz que el trabajo interior. Y por trabajo interior no te estoy diciendo que debas irte a meditar solo(a) por un fin de semana y hacer un plan détox a base de apio y agua. Todo lo contrario. El trabajo interior se da a diario cuando escuchamos las señales de nuestro cuerpo, hacemos un alto en el camino y decimos: «Siento que me está doliendo la cabeza. ¿Qué estará diciendo este dolor? ¿Por qué me duele la cabeza y no la pierna? ¿Qué ha sucedido en estos últimos días para que el dolor sea recurrente?».

Si bien no soy médica, algo que sí puedo garantizarte como terapeuta de emociones y *health coach* es que todo en nuestro cuerpo funciona como una máquina perfecta. Desde lo que comemos hasta lo que pensamos hacen una armonía para que la filarmónica corporal funcione hermosamente. Como te dije al comienzo de este libro, no pretendo diagnosticar ni asumir el papel de tu médico o nutricionista, pues ellos junto a ti son los directores de tu orquesta. Aquí simplemente te brindaré algunas herramientas, desde mis conocimientos, que puedes tomar si resuenan con tu proceso, y en caso de no sentirte cómodo(a) o de preguntarle a tu médico, puedes abstenerte de hacerlas.

Volvamos al origen

Cuando queremos sanar cualquier malestar o condición de raíz, como su misma palabra lo dice, debemos ir al origen. En este caso ese origen es la alimentación. La palabra dieta hace referencia al protocolo o estilo de alimentación que llevas a diario y así la vamos a llamar en este apartado.

Existen diferentes protocolos alimenticios, miles de dietas, de fórmulas para calcular tus requerimientos acordes a tus objetivos, pero lo cierto es que en lo que todas coinciden es que la alimentación basada en comida real es la más eficaz. Y no estoy hablando de eficaz para bajar de peso, me refiero a eficaz para tener una salud a largo plazo, una piel bonita, para sentirte fuerte, para que cada uno de tus órganos puedan cumplir con sus funciones.

Con esto, claro, mi mejor apuesta siempre será por la alimentación ancestral. Esa es la que comían nuestros ancestros, que debían cazar, pescar y sembrar para sobrevivir. Mi invitación es a que elimines los alimentos modernos que causan enfermedad, las comidas que con mayor frecuencia generan alergias e intolerancias. Comiendo comida real puedes reducir la inflamación, mejorar la digestión, quemar grasa, identificar sensibilidades alimentarias, reducir reacciones alérgicas, subir los niveles de energía, mejorar el control del azúcar y estabilizar el ánimo. Para esto me encantaría compartirte un protocolo de alimentación muy eficiente que aplico con mis pacientes y que aprendí en la escuela de Chris Kresser, de Medicina Funcional, en Estados Unidos. Aquí dividimos los alimentos en tres categorías:

- Alimentos de libre consumo
- Alimentos de consumo moderado
- Alimentos para evitar

En los alimentos de libre consumo nos vamos a concentrar en las proteínas animales, como los pescados, la carne (si la toleras bien), el pollo, el pavo, los huevos, los vegetales, las frutas, las verduras y las grasas saludables.

La categoría de los alimentos de consumo moderado se refiere a los frutos secos, que en algunos casos resultan inflamatorios, pero que son buenos para consumir máximo dos veces al día. Acá están las nueces, semillas de chía, de linaza, de girasol, de calabaza. En esta categoría entran también el café y el té, según los toleres, y un buen chocolate negro con más de 70 % de cacao.

Pero la clave principal está en los alimentos que debes evitar, como son los alimentos refinados y procesados, los cereales, los endulzantes, los lácteos, la panadería, los refrescos, el alcohol y las salsas.

¿Pero cómo se pueden evitar esos alimentos, si están en todas partes?

1) Primero, comienza por cambiar el aceite con el que cocinas. Puedes optar por aceite de coco, de oliva, de aguacate o ghee (mantequilla clarificada).
2) Realiza ejercicio al menos 30 minutos al día y 5 veces a la semana. En caso de no poder hacer ejercicio, al menos mantente activo(a) caminando, subiendo y bajando escaleras.

3) Intenta tener un protocolo de sueño de mínimo 7 horas, apagando el celular al menos 1 hora antes de irte a la cama y así descansar tus ojos y tu cerebro.

4) Apenas te levantes, disuelve 1 cucharada de vinagre de manzana con limón y tómatelo con agua caliente. Te va a servir muchísimo para la digestión.

5) Intenta llevar lonchera y cocinar en casa, así garantizas que la mayoría del tiempo comes sano y sin inflamación.

Para algunas personas resulta más fácil cambiar de hábitos de forma paulatina. Sin embargo, mi recomendación es que cuando queremos eliminar algo de raíz, precisamente debemos ir a la raíz para cortar con dicha adicción. Al comienzo quizás dejar el azúcar te cause dolor de cabeza y esto es parte del síndrome de abstinencia. Si esto te sucede, te darás cuenta de lo intoxicado que estaba tu cuerpo, pues entre más químicos le damos, más nos acostumbramos a esas sustancias, y cuando las erradicamos, el cuerpo querrá volver a pedírtelas porque es lo que tiene en su memoria y a lo que lo tenías acostumbrado.

Necesito perdonar

La sanación, a mi modo de ver, es el resultado de un exitoso proceso de perdón. La persona que logra perdonarse a sí misma, a un ser querido que le hizo daño o a una situación que vivió en su pasado está del otro lado del proceso de sanación. Al tratarse de un acto de amor, comprendemos que estamos perdonando lo que vemos reflejado en el otro y que nos duele de nosotros mismos. Cuando entendemos que la otra persona actuó de manera diferente, comprenderemos que superamos una prueba, que lo que de entrada consideramos error, pasa a ser visto como un aprendizaje.

Un día hablaba con un maestro espiritual y le preguntaba por qué la gente que cometía actos terroristas y asesinatos hacía lo que hacía y me dijo algo interesante: las personas siempre actúan pensando que lo están haciendo es lo correcto. Lamentablemente y podría sonar extraño, un asesino considera que está librando una venganza o está cumpliendo con una labor. Te pongo un ejemplo que me dio este maestro y que siempre tengo presente. Piensa en un sicario que va y asesina a sueldo a una persona. Si analizas al sicario, muy seguramente él se dará la bendición antes de cometer el acto. Si le preguntas por qué lo hace, te justificará que es su manera de hacer dinero para sobrevivir o que está vengando alguna situación en su vida. Para nosotros, que actuamos desde un sistema de creencias en el que asesinar es malo y que creemos que dicha persona está cometiendo un delito y un pecado, el acto será malo, pero si nos metiéramos en la cabeza del victimario, valdría la pena escuchar por qué él está cometiendo este acto y qué beneficios le trae.

En mi época como periodista de televisión, tuve la oportunidad de realizar una investigación en las cárceles de Miami Dade, trabajo por el que recibí mi primer Emmy Award en la categoría de Periodismo. Durante la grabación de la serie que lleva por nombre «Preso, ¿y ahora qué?» (la puedes buscar en YouTube), tuve que convivir con los presos por varios días y comprender cómo funcionan sus mentes. Siento que fue una experiencia muy enriquecedora, no solo a nivel periodístico, sino humano. Por un lado, entendí que no toda persona que está en la cárcel ha cometido un crimen, pues muchos de ellos han sido juzgados por falta de pruebas o por coincidencias, pero, por otro, me permitió conocer que detrás de cada historia hay un ser humano como cualquier otro, con un pasado doloroso, víctima de violencia, ya que muchos de ellos crecieron entre padres asesinos y desconocían el mundo del que vengo yo, con mis principios morales y éticos. Esto me permitió entender lo difícil que puede llegar a ser que una persona que creció bajo un esquema de crianza y educación violento, en el cual vio a sus padres maltratarse, vivir del narcotráfico, del asesinato, que desconoce lo que es salir a trabajar, a estudiar y actuar en amor, se convierta en alguien diferente.

Es por esto que volvemos a lo mismo. Conocer el origen, el contexto en el que crecimos, lo que sucedió en nuestro pasado, nos permitirá perdonar de raíz y sanar. Cuando perdonamos no estamos restándole importancia al acto ni ignorando la situación. Simplemente hacemos conciencia de que el resentimiento nos enferma y ancla a un pasado que no lleva a ningún lado. El acto de perdón es un acto de conciencia en el que tú reconoces que debes alejarte de pensamientos de enojo, y optas por el agradecimiento y por la oportunidad que te dio ese aprendizaje. En la vida tenemos dos opciones: considerar que lo que nos pasa es una condena, o, por el contrario, abordar cada situación como una ventana de oportunidad para el crecimiento. Depende de ti cómo lo abordes.

«Te bendigo, te suelto, pero ya no te necesito»

Existe un ejercicio muy efectivo y que puede servirte. Piensa en la persona o situación que quieres perdonar. Luego toma papel y lápiz y escríbele una carta desahogándote y diciéndole lo que sientes. Puedes tomarte el tiempo que sea necesario. Lo importante es que puedas desahogar ese sentimiento.

Una vez termines, toma una vela y quema la carta repitiendo desde el fondo de tu corazón las siguientes palabras: *«Te bendigo, te suelto, te agradezco, pero ya no te necesito. Aprendí de ti lo que necesitaba, declaro este aprendizaje culminado».*

Ejercicio de liberación

Este ejercicio, tomado del *Manual de respuesta espiritual* de Robert Detzler, lo vas a repetir todos los días y busca liberar la energía del enojo, el rencor, la tristeza, el miedo o la emoción que sientas que tienes reprimida.

En la primera frase liberas las creencias limitantes que tienes sobre tu situación. Este ejemplo que voy a darte a continuación lo haré para aquellos que sufren de ansiedad y temen subir de peso. En el caso de que tu condición sea otra, deberás reemplazar la palabra «ansiedad» y «engordar» por la que tú desees.

Frase 1:
«Yo libero toda creencia percepción y juicio de que soy incapaz de alcanzar mi sueño de ser feliz y estar tranquila sin ansiedad y NO engordar».

En la segunda frase estarás eliminando todo el deseo de creer que tienes que lidiar con esta situación para siempre.

Frase 2:
«Yo libero toda necesidad y deseo de creer lo mismo».

En la tercera frase vas a aceptar y reinstruir a tu subconsciente con un nuevo comando en positivo, para dejar atrás la creencia limitante sobre la enfermedad o a estar destinado(a) a alguna situación.

Frase 3:
«Yo ahora acepto y creo completamente e instruyo a mi subconsciente a aceptar y creer en cada nivel de mi ser que yo soy un ser espiritual divino, con límites y propósitos espirituales divi-

nos. Soy capaz de alcanzar mi sueño de bajar de peso y tener una vida saludable sin ansiedad. Yo me libero al cuidado de Dios».

Grita lo que callas

Aunque muchas personas son escépticas de la terapia, y no les gusta hablar ni con un sacerdote ni con un psicólogo, acudir a terapia nos ayuda muchísimo. He escuchado decir que el psiquiatra es para los locos y que uno no necesita pagarle a nadie para que lo escuche. Es más, yo algún día lo llegué a pensar, hasta que comencé a trabajar de forma espiritual y emocional. Ese día entendí que cada experto tiene su ciencia y que lo que yo me tragaba por quedarme callada me estaba enfermando.

Si no puedes acudir a terapia, hazte la terapia tú mismo(a). Así como las herramientas que te entregué en este capítulo, hay una buenísima que te servirá mucho y es hablar frente a un espejo. Párate frente a un espejo y háblate a ti mismo(a) con amor. Si sientes rabia, di lo que sientes, pero sácalo de tu cuerpo para que te liberes. Este es un primer paso hacia la aceptación y la apertura de conciencia.

Sea cual sea el método que quieras practicar, lo importante es que lo hagas. Volver al origen, examinar tu historia y entender las causas que te han llevado a una enfermedad o situación específica, es el primer paso para tu sanación. A veces nos sentimos solos en el camino, pero ánimo, que tenemos una corte celestial a nuestros pies y cientos de herramientas médicas y sanadoras a nuestro servicio. ¡Ánimo, no estás solo(a)!

Bibliografía

Borbeau, Lise, *Obedece a tu cuerpo, ¡ámate!* Málaga: Editorial Sirio, 1997.

Byrne, Rhonda. *El secreto más grande.* Ciudad de México: Editorial HarperCollins, 2020.

Calvo, José Carlos. *Dolor de espalda, cómo tratarlo de forma natural.* Barcelona: Editorial Océano Ambar, 2012.

Corbera, Enric y Rafael Marañón. *Biodescodificación, el código secreto del síntoma.* Barcelona: Editorial Índigo, 2012.

Fleche, Christian. *Descodificación biológica de las enfermedades.* Barcelona: Ediciones Obelisco, 2015.

Hyman, Mark. *Eat Fat, Get Thin: Why the Fat We Eat Is the Key to Sustained Weight Loss and Vibrant Health.* Nueva York: Little, Brown & Co., 2016.

Jaramillo, Carlos. *El milagro metabólico.* Bogotá: Editorial Planeta, 2019.

_____. *El milagro antiestrés.* Bogotá: Editorial Planeta, 2020.

_____. COMO. Bogotá: Editorial Planeta, 2021.

Jaramillo, Jaime. *Te amo pero soy feliz sin ti.* Bogotá: Penguin Random House, 2016.

Kresser, Chris. *The Paleo Cure*. Nueva York: Hachette Book Group, 2013.

Lasprilla, Andrea. *Escucha tu cuerpo. Un viaje diario a tu interior*. Bogotá: escuchatucuerpo.net, 2020.

Menéndez, Isabel. *Alimentación emocional*. Barcelona: Grijalbo Mondadori, 2006.

Ponce, David. *El dolor de espalda y las emociones. Conocerse para curarse*. Barcelona: Editorial Plataforma Actual, 2013.

Rojas, Santiago. *El manejo del duelo*. Bogotá: Ediciones Granica, 2005.

_____. *Bienvenida muerte*. Bogotá: Editorial Planeta, 2020.

Roth, Geneen. *Breaking Free from Emotional Eating*. Nueva York: Penguin Random House, 2004.

Tizón, Jorge. *El poder del miedo. ¿Dónde guardamos nuestros temores cotidianos?* Lleida, España: Milenio Publicaciones, 2011.

Winter, Carols. *El cáncer nos pone a prueba.*. Ciudad de México: Editorial Panorama, 2010.

Artículos y referencias *online*

Adderall Addiction and Abuse. https://www.addictioncenter.com/stimulants/adderall/

Albornett, Grecia. *La tiroides y la biodescodificación*. https://grexialbornett.com/blog/la-tiroides-y-la-biodescodificacion

Aseguran que la migraña es de origen digestivo. https://www.dsalud.com/noticias/aseguran-que-la-migrana-es-de-origen-digestivo-en-la-gran-mayoria-de-los-casos

Bello, Yasmari. Cáncer de mama y su relación holística con las emociones y creencias. https://www.yasmaribello.com/cancer-de-mama-su-relacion-holistica-con-las-emociones-y-creencias

Biodescodificación de la artritis, https://coachingneurobiologi-co.com/sanarlasheridas/artritis-reumatoidea/

Biodescodificación de los problemas en los ovarios. https://coachingneurobiologico.com/sanarlasheridas/proble-mas-de-los-ovarios

Casla, Jesús. Hipotiroidismo de Hashimoto y biodescodificación: Impotencia en la espera. https://dbr-casla.com/hipotiroidis-mo-hashimoto-biodescodificacion-impotencia-la-espera/

Colantuani, C., Schwenker, J., McCarthy, P. *et al.* Excessive Sugar Intakes Alters Binding to Dopamine and Mu-opioid Receptors in the Brain. *Neuroreport* 2001. https://pubmed.ncbi.nlm.nih.gov/11733709/

Detzler, Robert. *Manual del consultor.* https://es.scribd.com/document/399119798/Manual-del-Consultor-TRE-pdf

El conflicto del miedo. http://biodescodificacionlatam.com/el-conflicto-del-miedo

Gearhardt, A. Food Addiction, an Examination of the Diagnostic Criteria for Dependence. *J Addict Med* 2009 https://pubmed.ncbi.nlm.nih.gov/21768996/

https://wradio.com.mx/programa/2020/10/14/martha_de-bayle/1602691648_406122.html

Luque, Monsalud. https://monsaludluque.es/blog/el-estoma-go-segun-la-biodescodificacion

Mayo Clinic Q&A Podcast. *Overuse of levothyroxine in the United States.* 28 de junio del 2021, 06:35 p.m. CDT

_____. *Overtreating an Underactive Thyroid.* 6 de agosto del 2021, 01:21 p.m. CDT

_____. *Hypothyroidism and Dietary Challenges.* 14 de septiembre del 2020, 02:04 p.m. CDT

Novoa, Carolina. *Preso ¿y ahora qué? Parte 1.* https://youtu.be/W8-WtMyAemI

_____. *Preso ¿y ahora qué? Parte 2.* https://youtu.be/FFfr6mcrjyc

Pastor, Pilar. *Trastornos físicos durante el proceso de duelo.* https://www.fundacionmlc.org/trastornos-fisicos-duelo/

Trastorno obsesivo-compulsivo en niños. https://www.stanford-childrens.org/es/topic/default?id=obsessive-compulsivedisor-derinchildren-90-P04731

Vico, Ana. *Dolor emocional y el poder de las emociones.* https://befullness.com/dolor-emocional/

Villanova, Joan Marc. Diccionario de biodescodificación. 2013. https://www.academia.edu/37772812/DICCIONA-RIO_DE_BIODESCODIFICACIÓN_Por_Joan_Marc_Vilanova_i_Pujó

World Health Organization. *Global Report on Diabetes.* https://apps.who.int/iris/bitstream/handle/10665/204871/9789241565257_eng.pdf;sequence=1